U0278497

北京市惠民医药卫生事业发展基金会 ◎ 组织编写

常见病中成药
临床合理使用丛书
肾病与泌尿科 分册

丛书主编◇张伯礼　高学敏

分册主编◇邱模炎

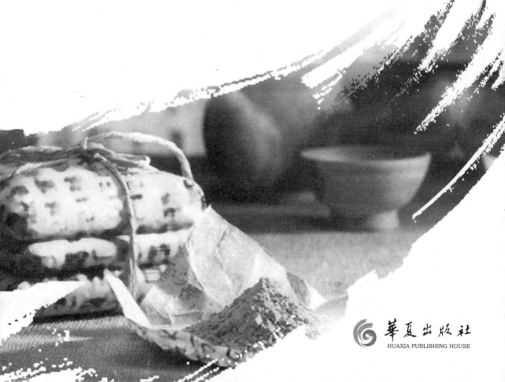

华夏出版社
HUAXIA PUBLISHING HOUSE

常见病中成药临床合理使用丛书
编委会名单

《肾病与泌尿科分册》编委会名单

主　编　　邱模炎

副主编　　杨洪涛

编　委　　高　菁　余仁欢　李葆青

　　　　　韩东彦　刘　鹏　闫二萍

　　邱模炎　主任医师，教授，医学博士，博士研究生导师。现任中国中医科学院望京医院血液净化中心主任，外事办公室主任，国际中医药培训部主任，北京中医药大学兼职教授和七年制导师。荣获首届"中国中医科学院中青年名中医"称号，荣获中华中医药学会新中国成立60周年中医药科普图书著作奖一等奖1项、学术著作三等奖2项、科学技术二等奖2项和三等奖1项等省部级科技成果奖，荣获科学中国人2011年度人物·杰出青年科学家奖。发表学术论文60余篇，主编和参编学术著作30余部。

序

中医药作为我国重要的医疗卫生资源，与西医药优势互补，相互促进，共同维护和增进人民健康，已经成为中国特色医药卫生事业的重要特征和显著优势。中医药临床疗效确切、预防保健作用独特、治疗方式灵活多样、费用较为低廉，具有广泛的群众基础。基层是中医药服务的主阵地，也是中医药赖以生存发展的根基，切实提高城乡基层中医药服务能力和水平，有利于在深化医改中进一步发挥中医药作用，为人民群众提供更加优质的中医药服务。

近年来，北京市惠民医药卫生事业发展基金会致力于"合理使用中成药"公益宣传活动，继出版《中成药临床合理使用读本》、《常见病中成药合理使用百姓须知》之后，又出版《常见病中成药临床合理使用丛书》，旨在针对常见病、多发病，指导基层医务工作者正确使用中成药，并可供西医人员学习使用，以实现辨证用药、安全用药、合理用药。

相信该丛书的出版发行，有利于促进提升城乡基层中医药服务能力和水平，推动中医药更广泛地进乡村、进社会、进家庭，让中医药更好地为人民健康服务。

王国强

2014 年 2 月 20 日

前言 Preface

　　为了配合推进国家医疗制度改革、深入贯彻国家基本药物制度、更好地促进国家基本药物的合理应用，北京市惠民医药卫生事业发展基金会基于"合理使用中成药"宣传公益活动项目，组织编著了《常见病中成药临床合理使用丛书》，该丛书是继《中成药临床合理使用读本》之后的又一力作。《肾病与泌尿科分册》选择肾脏内科（泌尿系统）临床常见病、多发病，如急性肾小球肾炎、慢性肾脏病、尿路感染、泌尿系结石、急性肾功能衰竭、慢性肾功能衰竭，以西医病名为纲、中医证候为目，详细介绍了具体病种的中成药辨证论治规律和方法，很好地体现了辨病论治与辨证论治相结合的原则。既有传统中医理论的指导，又有现代应用研究的支持，为临床合理使用中成药提供了确切的依据。

　　该丛书以《国家基本药物目录》、《国家基本医疗保险、工伤保险和生育保险药品目录》及《中华人民共和国药典》的品种为主要依据，选择了对肾脏内科（泌尿系统）疾病疗效确切的中成药进行介绍。中成药的使用是通过临床常见泌尿系疾病患者的临床症状、体征，结合中医的病因病机，望、闻、问、切等中医诊疗思路，辨为何种证候，之后确立治法，辨证选药的。中成药的临床使用通常是数法配合，表里、邪正、气血、阴阳、标本兼顾，具有扶正不留邪，祛邪不伤正，防治并举，具有疗效确切、副作用少、提高患者生存质量等优势和特色。为便于全面掌握所选用的中成药知识，该书详细介绍了所选中成药品种的处方、功能与主治、用法与用量、注意事项、药理毒理、临床报道等内容，并附有常用中成药简表，条目清晰，查阅方便。

该丛书以临床实用为特点，以安全合理使用中成药为宗旨。针对当前 70% 的中成药为西医医师所开具的现状，主要面向西医医师和广大基层医务工作者，以西医病名为纲，密切结合临床，详述常见证型及中成药辨证选用规律，将大大提高广大医师学中医药、懂中医药、用中医药的能力。该丛书的出版将为促进中成药的合理使用、提升患者健康水平、推动中医药事业的发展做出新的贡献！

邱模炎

2015 年 1 月 29 日

目录 Contents

急性肾小球肾炎

　　急性肾小球肾炎简称急性肾炎，是一种急性起病，以血尿、蛋白尿、高血压和水肿或伴有一过性肾功能损害为特征的肾脏疾病。多见于 A 组 β 溶血性链球菌感染后，也可见于其他细菌、病毒和寄生虫等感染后。发作前常有前驱感染，潜伏期 7 ~ 21 天，一般为 10 天。该病多能自愈，可发生于任何年龄，但主要发生于儿童及青少年，高峰年龄为 2 ~ 6 岁。

　　典型的急性肾炎临床表现为血尿、蛋白尿、高血压、水肿，部分患者表现为一过性氮质血症。患者的病情轻重不一，轻者可无明显临床症状，仅表现为镜下血尿及 C_3 的规律性变化，重者表现为少尿型急性肾衰竭。镜下血尿见于所有患者；蛋白尿呈轻中度；90% 的患者可发生水肿，多为晨起眼睑部水肿，严重时波及全身，可见凹陷性，常为患者就诊的首发原因；50% 患者出现少尿，无尿罕见；60% ~ 80% 患者有轻中度高血压，重度高血压少见。体征为水肿和眼底改变，眼底病变为高血压引起。

　　实验室检查中的尿液检查显示几乎所有患者都有镜下血尿，肉眼血尿占 1/3，尿沉渣还可见白细胞、小管上皮细胞，并有红细胞管型、颗粒管型；患者常有轻、中度蛋白尿，约有 1/4 患者的 24h 尿蛋白定量 > 3.5g，但血尿和蛋白尿会持续数月，常于 1 年内恢复；尿中尿纤维蛋白降解产物升高；在急性期肾小球滤过率有所下降，表现为一过性氮质血症，但合并水钠潴留，血尿素氮和肌酐浓度在正常上限，极少数肾小球滤过率严重下降，出现尿毒症、高血钾表现；一过性血清补体降低是本病重要的诊断依据之一，疾病早期血清总补体浓度（CH_{50}）、C_3、C_4 及备解素下降，其后逐渐恢复，6～8周恢复正常；咽拭子或皮肤培养常见A组 β 溶血性链球菌；血清抗链球菌溶血素"O"抗体常在链球菌感染后2～3周出现，3～5周滴度达高峰后逐渐下降；在感染后4周可检测到抗链球菌胞壁M蛋白抗体。肾脏B超检查显示双肾大小正常或增大。

西医治疗以对症为主，急性期应卧床2～3周；水肿明显及血压高者应限制饮食中水和钠的摄入，肾功能正常者无需限制饮食中蛋白质的含量，有氮质血症者应适量限制蛋白的摄入。对于有上呼吸道或皮肤感染者，应选用无肾毒性抗生素治疗，如青霉素、头孢菌素等，不主张长期预防性使用抗生素。经控制水、钠摄入，水肿仍明显者，可适当使用利尿剂治疗。治疗效果欠佳，尤其是合并急性肺水肿的患者，需行透析治疗。由于本病呈自愈倾向，透析治疗帮助患者渡过危险期后，肾功能常可恢复。

本病多属中医"水肿"中"阳水"范畴，部分以血尿为主者则属于"尿血"范畴。

一、中医病因病机分析及常见证型

急性肾炎的水肿是全身气化功能障碍的一种表现，若外邪侵袭，饮食起居失常；或劳倦内伤，均可导致肺不通调，脾失转输，肾失开合，终至膀胱气化无权，三焦水道失畅，水液停聚，泛滥肌肤，而成水肿。常见病因病机如下：①风邪外袭，肺失通调。

因风邪外袭，内舍于肺，肺失宣降，水道不通，以致风遏水阻，风水相搏，流溢肌肤，发为水肿。②湿毒浸淫，内归脾肺。因肌肤患痈疡疮毒，未能清解消透，疮毒内归脾肺，导致水液代谢受阻，溢于肌肤，亦成水肿。③水湿浸渍，脾气受阻。由于久居湿地，或冒雨涉水，水湿之气内侵，或平素饮食不节，多食生冷，均可使脾为湿困，失其健运，水湿不运，泛于肌肤，而成水肿。④湿热内盛，三焦壅滞。多因湿热久羁，或湿郁化热，中焦脾胃失其升清降浊之能，三焦为之壅滞，水道不通，而成水肿。或因正虚感受外邪，或因邪盛而损伤正气，可兼见气虚、阴虚、脾虚、肾虚等正虚表现。

急性肾炎的常见证型包括风水泛滥证、湿毒浸淫证、水湿浸渍证、湿热内壅证、下焦湿热证、阴虚湿热证等。

二、辨证选择中成药

急性肾小球肾炎多由于感受外邪引起，首先辨外邪的性质，其次辨属寒属热、属实属虚，再次辨病变部位，其病位以肺、脾、肾三脏为主，与心、肝两脏及三焦、膀胱有关。扶正祛邪为其治疗原则，祛邪以疏风解表、宣肺利水、清热解毒、活血化瘀、凉血止血等为法，扶正则以益气养阴、健脾益肾为主要治法。

1. 风水泛滥证

【临床表现】眼睑浮肿，继则四肢及全身皆肿，来势迅速，伴有恶寒，发热，肢节酸楚，小便不利等症。偏于风热者，伴咽喉红肿疼痛，舌质红，脉浮滑数。偏于风寒者，兼恶寒，咳喘，舌苔薄白或薄黄，脉浮滑或紧。如水肿较甚，亦可见沉脉。

【辨证要点】起病急，颜面及四肢或全身浮肿，尿少，恶风寒，脉浮紧；或发热，咳嗽，舌苔薄白或薄黄，脉浮数。

【病机简析】风邪袭表，肺失宣降，不能通调水道，下输膀胱，故见恶风、发热、肢节酸楚、小便不利、全身浮肿等症。风为阳邪，其性轻扬，风水相搏，推波助澜，故水肿起于面目，迅即遍及全身。若风邪兼热则咽喉红肿热痛，舌质红，脉浮滑数。若风邪兼寒，邪在肌表，卫阳被遏，肺气不宣，故见恶寒、发热、咳喘。若肿势较甚，阳气内遏，则见沉脉，或沉滑数，或沉紧。

【治法】疏风宣肺，利水消肿。

【辨证选药】偏于风热者，可选用肾炎解热片、银黄口服液（颗粒、胶囊、片）。此类中成药的组成方常以银花、连翘、荆芥、薄荷、蝉蜕等疏风解表，黄芩、石膏、蒲公英清热，杏仁宣肺，大腹皮、陈皮、赤小豆、车前子、茯苓利水。

偏于风寒者，可选用风寒感冒颗粒、通宣理肺丸（颗粒、胶囊、片）。此类中成药多由麻黄、桂枝、紫苏、防风、白芷等药物组成，可发挥良好的宣肺散寒、利水消肿的作用。

2. 湿毒浸淫证

【临床表现】眼睑浮肿，延及全身，小便不利，身发疮痍，甚者溃烂，恶风发热，舌质红，苔薄黄，脉浮数或滑数。

【辨证要点】身发疮痍，皮肤溃烂，面浮肢肿，尿少色赤，舌红苔黄，脉浮数或滑数。

【病机简析】肌肤乃脾肺所主之域，因肌肤患疮痍，湿毒未能及时清解消散，内归脏腑，导致中焦脾胃失于运化，水湿内停，或导致肺不能通调水道而出现水肿、小便不利。风为百病之长，故病之初起，多兼风邪，可见肿起眼睑，迅及全身，伴有恶风发热等症。其舌质红，苔薄黄，脉浮数或滑数，是风邪夹湿毒所致。

【治法】宣肺解毒，利湿消肿。

【辨证选药】可选用银翘解毒片（颗粒、胶囊、软胶囊、片）、连翘败毒丸（膏、片）。

此类中成药的组成方常以金银花、连翘、荆芥、桔梗、蒲公英、紫花地丁宣肺解毒，赤小豆则起到利水消肿的作用。

3. 水湿浸渍证

【临床表现】全身水肿，按之凹陷，小便短少，身体困重，胸闷，纳呆，泛恶，舌质淡，舌体胖大，苔白腻，脉沉缓，起病缓慢，病程较长。

【辨证要点】遍体浮肿，身重困倦，胸闷纳呆，泛恶，舌质淡，舌体胖大，舌苔白腻，脉沉缓。

【病机简析】水湿之邪，浸渍肌肤，壅滞不行，以致肢体浮肿不退。水湿内聚，三焦决渎失司，膀胱气化失常，所以小便短少，水湿日增而无出路，横溢肌肤，所以肿势日甚，按之没指。脾为湿困，阳气不得舒展，故见身重神疲，胸闷，纳呆，泛恶等症。苔白腻，脉沉缓，亦为湿胜脾弱之象。湿为黏腻之邪，不易骤化，故病程较长。

【治法】健脾化湿，通阳利水。

【辨证选药】可选用肾炎消肿片、五苓散（胶囊、片）配合香砂六君丸、参苓白术散（丸、颗粒）。

此类中成药的组方常以大腹皮、香加皮、姜皮、冬瓜皮、陈皮化湿利水，猪苓、泽泻利尿消肿，桂枝可通阳利水。配合白术、茯苓、薏苡仁以健脾化湿，人参、山药扶正益气健脾，以助运化水湿。

4. 湿热内壅证

【临床表现】遍体浮肿，皮肤绷急光亮，胸脘痞闷，烦热口渴，口苦，口黏，腹胀，或大便干结，舌红苔黄腻，脉濡数。

【辨证要点】遍体浮肿，尿黄赤，口苦，口黏，腹胀，便秘，舌红苔黄腻，脉濡数。

【病机简析】水湿之邪，郁而化热，或湿热之邪壅于肌肤经隧之间，故遍身浮肿而皮肤绷急光亮。由于湿热壅滞三焦，气机升降失常，故见胸脘痞闷。若热邪偏重者，津液被耗，故见烦渴、小便短赤，大便干结。苔黄腻，脉沉数或濡数，均为湿热之征。

【治法】分利湿热，导水下行。

【辨证选药】可选用肾炎四味片、复方石韦片。

此类中成药的组方常以石韦、黄芩、苦参清热燥湿，萹蓄、茯苓、泽泻利尿消肿。常配以黄芪益气健脾，化湿消肿。

5. 下焦湿热证

【临床表现】尿呈洗肉水样，小便频数，心烦，口干，舌红苔黄腻，脉细数。

【辨证要点】血尿，尿频，舌红苔黄腻，脉细数。

【病机简析】湿热蕴结下焦，下注膀胱，热盛伤络，迫血妄行，以致尿呈血水样；膀胱气化失司，故见小便频数。如心火亢盛，则可见心烦；热盛伤阴，则可见口干，舌红，脉细数。

【治法】清热利湿，凉血止血。

【辨证选药】可选用八正合剂、三金片。

此类中成药的组方常以车前子、栀子、滑石、灯心草、川木通、积雪草清热利湿，萹蓄、瞿麦、金沙藤、羊开口利尿消肿，大蓟、小蓟、地榆、茜草、赤芍等凉血止血。

6. 阴虚湿热证

【临床表现】腰酸乏力，面热颧红，口干咽燥，小便短赤带血，舌红，舌苔薄黄或少苔，脉细数。

【辨证要点】血尿，腰酸乏力，口干，舌红，舌苔薄黄或少苔，脉细数。

【病机简析】湿热下注，病延日久，肾阴不足，腰为肾之府，腰脊失养，可见腰酸乏力；虚火上炎，故见面热颧红，口干咽燥，舌红，舌苔薄黄或少苔，脉细数。

【治法】滋阴益肾，清热利湿。

【辨证选药】可选用知柏地黄丸、六味地黄丸（颗粒、胶囊）、二至丸配合肾炎灵胶囊。

此类中成药的组方常以熟地黄、山药、山茱萸滋阴益肾，知母、黄柏滋阴降火利湿。配合女贞子、墨旱莲以达滋阴止血之效。

三、用药注意

急性肾炎尽管预后较好，但如果患者出现进行性尿量减少，甚至出现少尿3～7天以上，肾小球滤过率进行性损害，警惕为急进性肾小球肾炎者；或者经治疗1～2个月后，临床表现仍未见好转，难以除外其它原发性或继发性肾小球疾病者，应进行肾穿刺活检，进一步明确诊断，指导用药。临床选药必须以辨证论治的思想为指导，针对不同证型，选择与其相对证的药物，才能收到较为满意的疗效。还需避风寒；饮食宜清淡，切忌肥甘油腻食物，以防影响药效的发挥。药品贮藏宜得当，存于阴凉干燥处，若药品性状发生改变禁止服用。药品必须妥善保管，放在儿童不能接触的地方，以防发生意外。儿童若需用药，务请咨询医师，并必须在成人的监护下使用。对于具体药品的饮食禁忌、配伍禁忌、妊娠禁忌、证候禁忌、病证禁忌、特殊体质禁忌、特殊人群禁忌等，各药品具体内容中均有详细介绍，用药前务必仔细阅读。

附一

常用治疗急性肾小球肾炎的中成药药品介绍

（一）风水泛滥证常用中成药品种

肾炎解热片

【处方】白茅根、连翘、荆芥、茯苓、泽泻（盐制）、车前子（炒）、赤小豆、蒲公英、大腹皮、陈皮、石膏、苦杏仁（炒）、桂枝、蝉蜕。

【功能与主治】疏风解热，宣肺利水。用于风热犯肺所致的水肿，症见发热恶寒、头面浮肿、咽喉干痛、肢体酸痛、小便短赤，舌苔薄黄、脉浮数；急性肾炎见上述证候者。

【用法与用量】口服。规格（1）、（3）一次4～5片，规格（2）一次3片，一日3次。

【注意事项】

1. 本品疏风清热，宣肺利水，对外感风寒、阳气亏虚所致的水肿，主要表现为身冷喜暖，头面四肢浮肿，咳嗽，痰多清稀，四肢不温，食少，小便清稀，大便稀或不成形，舌淡苔薄腻者不宜使用。

2. 为避免助热生湿，服药期间饮食宜用清淡易消化、低盐之品，忌食辛辣油腻之品。

3．本品含滑利通窍之品，孕妇慎用。

【规格】（1）薄膜衣片，每片重 0.34g。（2）薄膜衣片，每片重 0.56g。（3）糖衣片，每片重 0.32g。

【贮藏】密封。

银黄口服液（颗粒、胶囊、片）

【处方】金银花提取物（以绿原酸计）、黄芩提取物（以黄芩苷计）。

【功能与主治】清热疏风，利咽解毒。用于外感风热、肺胃热盛所致的咽干、咽痛、喉核肿大、口渴、发热；急慢性扁桃体炎、急慢性咽炎、上呼吸道感染见上述证候者。

【用法用量】

合剂：口服。一次 10 ～ 20ml，一日 3 次；小儿酌减。

颗粒剂：开水冲服。规格（1）、（2）一次 1 ～ 2 袋，一日 2 次。

胶囊：口服。一次 2 ～ 4 粒，一日 4 次。

片剂：口服。一次 2 ～ 4 片，一日 4 次。

【注意事项】

1．忌烟酒、辛辣、鱼腥食物。

2．不宜在服药期间同时服用滋补性中药。

3．糖尿病患者及有高血压、心脏病、肝病、肾病等慢性病严重者应在医师指导下服用。

4．扁桃体有化脓或发热体温超过 38.5℃的患者应去医院就诊。

【规格】

合剂：每支装 10ml。

颗粒剂：（1）每袋装 2g，（2）每袋装 4g。

胶囊：每粒装 0.3g。

片剂：每片重 0.25g。

【贮藏】 密封，防潮。

风寒感冒颗粒

【处方】 麻黄、葛根、紫苏叶、防风、桂枝、白芷、陈皮、苦杏仁、桔梗、甘草、干姜。

【功能与主治】 解表发汗，疏风散寒。用于风寒感冒，发热，头痛，恶寒，无汗，咳嗽，鼻塞，流清涕。

【用法与用量】 口服。一次 1 袋，一日 3 次；小儿酌减。

【注意事项】

1．忌烟、酒及辛辣、生冷、油腻食物。

2．不宜在服药期间同时服用滋补性中成药。

3．风热感冒者不适用，其表现为发热重，微恶风，有汗，口渴，鼻流浊涕，咽喉红肿热痛，咳吐黄痰。

4．有高血压、心脏病、肝病、糖尿病、肾病等慢性病严重者，孕妇或正在接受其它治疗的患者，均应在医师指导下服用。

【规格】 每袋装 8g。

【贮藏】 密闭，防潮。

通宣理肺丸（颗粒、胶囊、片）

【处方】 紫苏叶、前胡、桔梗、苦杏仁、麻黄、甘草、陈皮、半夏（制）、茯苓、枳壳（炒）、黄芩。

【功能与主治】 解表散寒，宣肺止嗽。用于风寒束表、肺气不宣所致的感冒咳嗽，症见发热、恶寒、咳嗽、鼻塞流涕、头痛、无汗、肢体酸痛。

【用法与用量】

丸剂：口服。规格（1）大蜜丸，一次2丸；规格（2）水蜜丸，一次7g；规格（3）浓缩丸，一次8～10丸，一日2～3次。

颗粒剂：开水冲服。规格（1）一次1袋，规格（2）一次9g，一日2次。

胶囊：口服。一次2粒，一日2～3次。

片剂：口服。一次4片，一日2～3次。

【禁忌】 孕妇禁用。

【注意事项】

1. 忌烟、酒及辛辣、生冷、油腻食物。

2. 不宜在服药期间同时服用滋补性中药。

3. 风热或痰热咳嗽、阴虚干咳者不适用。

【规格】

丸剂：（1）每丸重6g，（2）每100丸重10g，（3）每8丸相当于原药材3g。

颗粒剂：（1）每袋装3g，（2）每袋装9g。

胶囊：每粒装0.36g。

片剂：每片重0.3g。

【贮藏】 密封。

（二）湿毒浸淫证常用中成药品种

银翘解毒片（颗粒、胶囊、软胶囊、片）

【处方】金银花、连翘、薄荷、荆芥、淡豆豉、牛蒡子（炒）、桔梗、淡竹叶、甘草。

【功能与主治】疏风解表，清热解毒。用于风热感冒，症见发热头痛、咳嗽口干、咽喉疼痛。

【用法与用量】

丸剂：用芦根汤或温开水送服。规格（1）浓缩蜜丸，一次1丸；规格（2）大蜜丸、水蜜丸，一次1丸，一日2～3次。规格（3）浓缩丸，口服，一次0.7～0.8g，一日3次。

颗粒剂：开水冲服。规格（1）一次5g，规格（2）一次15g，一日3次；重症者加服1次。

胶囊：口服。一次4粒，一日2～3次。

软胶囊：口服。一次2粒，一日3次。

片剂：口服。规格（1）、（2）、（3）一次4片，一日2～3次。

【注意事项】

1．忌烟、酒及辛辣、生冷、油腻食物。

2．不宜在服药期间同时服用滋补性中成药。

3．风寒感冒者不适用，其表现为恶寒重，发热轻，无汗，鼻塞流清涕，口不渴，咳吐稀白痰。

【规格】

丸剂：（1）每丸重3g，（2）每丸重9g，（3）每10丸重1.5g。

颗粒剂：（1）每袋装2.5g，（2）每袋装15g。

胶囊：每粒装 0.4g。

软胶囊：每粒装 0.45g。

片剂：（1）每片重 0.3g，（2）素片每片重 0.5g，（3）薄膜衣片每片重 0.52g。

【贮藏】 密封。

【药理毒理】 银翘解毒片有一定解热、抗炎和抗病原微生物作用。

·**解热作用** 银翘解毒片灌胃给药 2 天，对三联菌苗所致大鼠发热有解热作用[1]。

·**抗菌作用** 银翘解毒片灌胃给药，能降低肺炎双球菌感染小鼠的死亡率。体外试验，银翘解毒片对金黄色葡萄球菌、枯草杆菌、变形杆菌、沙门菌、肺炎链球菌、铜绿假单胞菌等均有抑制作用[1]。

·**抗病毒作用** 银翘解毒片腹腔注射，对甲型流感病毒粤防 72-243 感染小鼠有保护作用，但口服给药无效[1]。体外试验，银翘解毒片对流感病毒甲$_1$、甲$_3$型有抑制作用[1]。

·**镇痛作用** 银翘解毒片对小鼠灌胃，能减少醋酸所致扭体次数，小鼠腹腔注射，能提高热板刺激的痛阈值[1]。

·**毒理** 长期毒性试验，银翘解毒片灌胃给药 10 周，大鼠体重增长、血液学、血液生化学、主要脏器组织学检查均未见明显异常，停药 2 周亦无异常发现[2]。

【参考文献】

[1] 周远鹏，江京莉，严少敏，等.银翘解毒片的药理研究[J].中成药，1990，（1）：22.

[2] 王宗伟，吴杰，危建安，等.银翘解毒片长期毒性实验研

究 [J]. 中医研究，2001，14（3）：13.

连翘败毒丸（膏、片）

【处方】金银花、连翘、大黄、紫花地丁、蒲公英、栀子、白芷、黄芩、赤芍、浙贝母、桔梗、玄参、木通、防风、白鲜皮、甘草、蝉蜕、天花粉。

【功能与主治】清热解毒，消肿止痛。用于疮疖溃烂，灼热发烧，流脓流水，丹毒疱疹，疥癣痛痒。

【用法与用量】

丸剂：口服。一次 9g，一日 1 次。

煎膏剂：口服。规格（1）、（2）、（3）、（4）一次 15g，一日 2 次。

片剂：口服。一次 4 片，一日 2 次。

【注意事项】

1．忌烟、酒及辛辣食物。

2．不宜在服药期间同时服用滋补性中药。

3．高血压、心脏病患者慎服，孕妇忌服。

4．有糖尿病、肝病、肾病等慢性病严重者应在医师指导下服用。

【规格】

丸剂：每袋装 9g。

煎膏剂：（1）每袋装 15g，（2）每瓶装 60g，（3）每瓶装 120g，（4）每瓶装 180g。

片剂：每片重 0.6g。

【贮藏】密闭，防潮。

（三）水湿浸渍证常用中成药品种

肾炎消肿片

【处方】桂枝、泽泻、陈皮、香加皮、苍术、茯苓、姜皮、大腹皮、黄柏、椒目、冬瓜皮、益母草。

【功能与主治】健脾渗湿，通阳利水。用于急、慢性肾炎脾虚湿肿证候。临床表现为肢体浮肿，晨起面肿甚，午后腿肿较重，按之凹陷，身体重困，尿少，脘胀食少，舌苔白腻，脉沉缓。

【用法与用量】口服。一次 4～5 片，一日 3 次。

【注意事项】

1．风水水肿主要表现为眼睑浮肿，继而全身四肢浮肿，怕冷发热，肢体倦困，小便短少，咳嗽者不宜使用。

2．孕妇慎用。

3．本品所含香加皮有一定的心脏毒性，心脏病患者慎用。

4．服药期间饮食宜清淡、低盐、低脂，忌食荤腥辛辣油腻及烟酒刺激物品。

5．不宜与石膏等寒凉药物同用。

【规格】每片重 0.32g。

【贮藏】密闭。

五苓散（胶囊、片）

【处方】泽泻、茯苓、猪苓、白术（炒）、肉桂。

【功能与主治】温阳化气，利湿行水。用于阳不化气，水湿内停所致的水肿，症见小便不利、水肿腹胀、呕逆泄泻、渴不思饮。

【用法与用量】

散剂：口服。规格（1）、（2）一次 6 ~ 9g，一日 2 次。

胶囊：口服。一次 3 粒，一日 2 次。

片剂：口服。一次 4 ~ 5 片，一日 3 次。

【注意事项】

1．湿热下注、气滞水停、风水泛溢所致水肿，主要表现为尿急尿痛尿频，口渴不思饮，小腹胀满，下肢浮肿按之凹陷，或因外感引发，怕冷发热者不宜服用。

2．孕妇慎用。

3．服药期间，不宜进食辛辣、油腻和煎炸类食物，以免助湿生热。

4．不宜与肾炎解热片、复方石韦片等同用。

【规格】

散剂：（1）每袋装 6g，（2）每袋装 9g。

胶囊：每粒装 0.45g。

片剂：每片重 0.35g。

【贮藏】 密闭，防潮。

香砂六君丸

【处方】 木香、砂仁、党参、白术（炒）、茯苓、炙甘草、陈皮、半夏（制）、生姜、大枣。

【功能与主治】 益气健脾，和胃。用于脾虚气滞，消化不良，嗳气食少，脘腹胀满，大便溏泄。

【用法与用量】 口服。规格（1）浓缩丸，一次 12 丸，一日 3次；规格（2）、（3）、（4）水丸，一次 6 ~ 9g，一日 2 ~ 3 次。

【禁忌】对本品过敏者禁用。

【注意事项】

1．不适用于口干、舌少津、大便干者。

2．呕吐伴胃部灼热疼痛，口干，大便干者禁用。

3．忌食生冷油腻、不易消化及刺激性食物，宜食清淡易消化之品，戒烟酒。

【规格】（1）每8丸相当于原生药3g，（2）每袋装6g，（3）每袋装9g，（4）每100粒重6g。

【贮藏】密闭。

参苓白术散（丸、颗粒）

【处方】人参、茯苓、白术（炒）、山药、白扁豆（炒）、莲子、薏苡仁（炒）、砂仁、桔梗、甘草。

【功能与主治】补脾胃，益肺气。用于脾胃虚弱，食少便溏，气短咳嗽，肢倦乏力。

【用法与用量】

散剂：口服。规格（1）、（2）、（3）一次6～9g，一日2～3次。

丸剂：口服。一次6g，一日3次。

颗粒剂：口服。一次6g，一日3次。

【注意事项】

1．泄泻兼有大便不通畅，肛门有下坠感者忌服。

2．服本药时不宜同时服用藜芦、五灵脂、皂荚或其制剂。

3．不宜喝茶和吃萝卜以免影响药效。

4．不宜和感冒类药同时服用。

【规格】

散剂：（1）每袋装 3g，（2）每袋装 6g，（3）每袋装 9g。

丸剂：每 100 粒重 6g。

颗粒剂：每袋装 6g。

【贮藏】 密封。

（四）湿热内壅证常用中成药品种

肾炎四味片

【处方】 细梗胡枝子、黄芪、黄芩、石韦。

【功能与主治】 清热利尿，补气健脾。用于湿热内蕴兼气虚所致的水肿，症见浮肿、腰痛、乏力、小便不利；慢性肾炎见上述证候者。

【用法与用量】 口服。规格（1）、（3）一次 8 片，规格（2）一次 4 片，一日 3 次。

【禁忌】 孕妇忌用。

【注意事项】

1. 肝肾阴虚、脾肾阳虚所致水肿以及风水水肿，主要表现为手足心热，心烦，腰膝酸软无力或食少腹胀，腹部喜温喜按，或由于外感引发者不宜使用。

2. 为避免助热生湿，服药期间饮食宜用清淡易消化、低盐、低脂之品，忌食辛辣刺激之品。

3. 本品不宜与附子，肉桂等温热类药物同用。

【规格】（1）每片重 0.36g，（2）每片重 0.70g，（3）糖衣片片芯重 0.35g。

【贮藏】密封。

复方石韦片

【处方】石韦、扁蓄、苦参、黄芪。

【功能与主治】清热燥湿，利尿通淋。用于下焦湿热所致的热淋，症见小便不利、尿频、尿急、尿痛、下肢浮肿；急性肾小球肾炎、肾盂肾炎、膀胱炎、尿道炎见上述证候者。

【用法与用量】口服。一次5片，一日3次。

【注意事项】

1．凡水肿由外感引发，眼睑先肿继而累及全身，腰膝酸软无力，倦怠乏力，食少腹胀，大便稀或不成形者不宜使用。

2．不宜与麻黄，桂枝等辛温药物同用。

3．本品苦寒，易伤正气，体质虚寒者慎用。

4．服药期间饮食宜清淡、低盐、低脂，忌饮酒及食油腻、辛辣食品，以免助湿生热。

【规格】（1）薄膜衣片，每片重0.4g；（2）糖衣片，片芯重0.4g。

【贮藏】密封。

（五）下焦湿热证常用中成药品种

八正合剂

【处方】瞿麦、车前子（炒）、蓄蓄、大黄、滑石、川木通、栀子、甘草、灯心草。

【功能与主治】清热，利尿，通淋。用于湿热下注，小便短赤，淋沥涩痛，口燥咽干。

【用法与用量】口服。一次15～20ml，一日3次，用时摇匀。

【禁忌】孕妇忌用。

【注意事项】

1．本品不宜与附子，肉桂等温热药同用。

2．颜面色白、神疲乏力、腰膝酸软、小腹胀满或坠胀、心情不畅或劳累后小便不畅加重者不宜使用。

3．服药期间饮食宜清淡，忌油腻之品及烟酒等刺激物品，以免加重病情。

4．胃肠不适、便稀、腹泻者忌用。

5．久病体虚者、儿童及老年人慎用。

6．不可过量、久服，以免损伤消化系统。

【规格】每瓶装（1）100ml，（2）120ml，（3）200ml。

【贮藏】密封，置阴凉处。

三金片

【处方】金樱根、菝葜、羊开口、金沙藤、积雪草。

【功能与主治】清热解毒，利湿通淋，益肾。用于下焦湿热所致热淋、小便短赤，淋沥涩痛、尿急频数；急慢性肾盂肾炎、膀胱炎、尿路感染见上述证候者。

【用法与用量】口服。规格（1）一次5片，规格（2）一次3片，一日3～4次。

【注意事项】

1．平时急躁易怒或情绪抑郁的肝脾气滞型或劳累后易复发，疼痛不明显，疲倦乏力，腰膝酸软的脾肾两虚型患者不宜使用。

2．服药期间饮食宜清淡，忌食辛辣油腻食品及烟酒刺激物品。

3．注意多饮水，避免过度劳累。

【规格】（1）每片相当于原药材2.1g，（2）每片相当于原药材3.5g。

【贮藏】密封。

（六）阴虚湿热证常用中成药品种

知柏地黄丸

【处方】知母、黄柏、熟地黄、山茱萸（制）、牡丹皮、山药、茯苓、泽泻。

【功能与主治】滋阴降火。用于阴虚火旺，潮热盗汗，口干咽痛，耳鸣遗精，小便短赤。

【用法与用量】口服。规格（1）大蜜丸，一次1丸，一日2次；规格（2）、（6）浓缩丸，一次8丸，一日3次；规格（3）、（5）水蜜丸，一次6g，一日2次；规格（4）小蜜丸，一次9g，一日2次。

【注意事项】

1．忌不易消化食物。

2．感冒发热患者不宜服用。

【规格】（1）每丸重9g，（2）每10丸重1.7g，（3）每袋装6g，（4）每袋装9g，（5）每瓶装60g，（6）每8丸相当于原生药3g。

【贮藏】密封。

六味地黄丸（颗粒、胶囊）

【处方】熟地黄、酒萸肉、山药、牡丹皮、茯苓、泽泻。

【功能与主治】滋阴补肾。用于肾阴亏损，头晕耳鸣，腰膝酸软，骨蒸潮热，盗汗遗精，消渴。

【用法与用量】

丸剂：口服。规格（1）大蜜丸，一次1丸，一日2次；规格（2）浓缩丸，一次8丸，一日3次；规格（3）水蜜丸，一次6g，一日2次；规格（4）、（5）、（6）小蜜丸，一次9g，一日2次。

颗粒剂：开水冲服。一次5g，一日2次。

胶囊：口服。规格（1）一次1粒，规格（2）一次2粒，一日2次。

【注意事项】

1．忌不易消化及辛辣食物。

2．感冒发热患者不宜服用。

【规格】

丸剂：（1）每丸重9g，（2）每8丸重1.44g（每8丸相当于饮片3g），（3）每袋装6g，（4）每袋装9g，（5）每瓶装60g，（6）每瓶装120g。

颗粒剂：每袋装5g。

胶囊：（1）每粒装0.3g，（2）每粒装0.5g。

【贮藏】密封，防潮。

二至丸

【处方】女贞子（蒸）、墨旱莲。

【功能与主治】补益肝肾，滋阴止血。用于肝肾阴虚，眩晕耳鸣，咽干鼻燥，腰膝酸痛，月经量多。

【用法与用量】口服。一次9g，一日2次。

【注意事项】

1．忌不易消化食物。

2．感冒发热患者不宜服用。

3．有高血压、心脏病、肝病、糖尿病、肾病等慢性病严重者应在医师指导下服用。

4．儿童、孕妇、哺乳期妇女应在医师指导下服用。

【规格】每丸重9g。

【贮藏】密封。

肾炎灵胶囊

【处方】旱莲草、女贞子、地黄、山药、当归、川芎、赤芍、狗脊（烫）、茯苓、猪苓、车前子（盐炒）、茜草、大蓟、小蓟、栀子、马齿苋、地榆。

【功能与主治】清热凉血，滋阴养肾。症见全身浮肿，小腹胀痛灼热，腰痛，小便色黄或尿血，小便频数，口渴喜饮，口干口苦，心烦失眠，面色红，舌红少苔少津。

【用法与用量】口服。一次6～7粒，一日3次。

【注意事项】

1．脾肾阳虚型水肿，主要表现为全身浮肿，病程较长，腰以下水肿较重,按之凹陷,脘腹胀闷,纳差,大便稀或不成形,倦怠乏力,四肢喜温者不宜用。

2．脾肾两虚,血失统摄所致尿血者不宜用,主要表现为倦怠乏力,小便带血,尿时无痛,气短头晕,心慌纳差,食少腹胀。

3．孕妇慎用。

4．服药期间饮食宜清淡、低盐、低脂,忌烟酒及辛辣食品,以免助湿生热。

5．本品不宜与麻黄、桂枝等温热类药物同用。

【规格】每粒装 0.25g。

【贮藏】密封。

附二

治疗急性肾小球肾炎的常用中成药简表

证型	药物名称	功 能	主治病证	用法用量	备注
风水泛滥证	肾炎解热片	疏风解热,宜肺利水。	用于风热犯肺所致的水肿,症见发热恶寒、头面浮肿、咽喉干痛、肢体酸痛、小便短赤,舌苔薄黄,脉浮数;急性肾炎见上述证候者。	口服。规格(1)、(3)一次4～5片,规格(2)一次3片,一日3次。	药典
	银黄口服液(颗粒、胶囊、片)	清热疏风,利咽解毒。	用于外感风热、肺胃热盛所致的咽干、咽痛、喉核肿大、口渴、发热;急慢性扁桃体炎、急慢性咽炎、上呼吸道感染见上述证候者。	合剂:口服。一次10～20ml,一日3次;小儿酌减。颗粒剂:开水冲服。规格(1)、(2)一次1～2袋,一日2次。胶囊:口服。一次2～4粒,一日4次。片剂:口服。一次2～4片,一日4次。	口服液:药典,基药,医保颗粒剂:药典,基药,医保胶囊、片剂:基药

续表

证型	药物名称	功能	主治病证	用法用量	备注
风水泛滥证	风寒感冒颗粒	解表发汗，疏风散寒。	用于风寒感冒，发热、头痛、恶寒、无汗、咳嗽、鼻塞、流清涕。	口服。一日3次，一次1袋；小儿酌减。	
	通宣理肺丸（颗粒、胶囊、片）	解表散寒，宣肺止嗽。	用于风寒束表、肺气不宣所致的感冒咳嗽，症见发热、恶寒、咳嗽、鼻塞流涕、头痛、无汗、肢体酸痛。	丸剂：口服。规格（1）大蜜丸，一次2丸；规格（2）水蜜丸，一次7g；规格（3）浓缩丸，一次8～10丸，一日2～3次。颗粒剂：开水冲服。规格（1）一次1袋，规格（2）一次9g，一日2次。胶囊：口服。一次2粒，一日2～3次。片剂：口服。一次4片，一日2～3次。	丸剂：药典，基药，医保胶囊：药典，基药，医保颗粒剂：基药，医保片剂：基药，医保
湿毒浸淫证	银翘解毒片（颗粒、胶囊、软胶囊）	疏风解表，清热解毒。	用于风热感冒，症见发热头痛、咳嗽口干、咽喉疼痛。	丸剂：用芦根汤或温开水送服。规格（1）浓缩蜜丸，一次1丸；规格（2）大蜜丸、水蜜丸，一次1丸，一日2～3次。规格（3）浓缩丸，口服，一次0.7～0.8g，一日3次。颗粒剂：开水冲服。规格（1）一次5g，规格（2）一次15g，一日3次；重症者加服1次。胶囊：口服。一次4粒，一日2～3次。软胶囊：口服。一次2粒，一日3次。片剂：口服。规格（1）、（2）、（3）一次4片，一日2～3次。	片剂：药典，基药，医保颗粒剂、胶囊、软胶囊：基药

证型	药物名称	功能	主治病证	用法用量	备注
湿毒浸淫证	连翘败毒丸（膏、片）	清热解毒，消肿止痛。	用于疮疖溃烂，灼热发烧，流脓流水，丹毒疱疹，疥癣痛痒。	丸剂：口服。一次9g，一日1次。 煎膏剂：口服。规格（1）、（2）、（3）、（4）一次15g，一日2次。 片剂：口服。一次4片，一日2次。	基药，医保
水湿浸渍证	肾炎消肿片	健脾渗湿，通阳利水。	用于急、慢性肾炎脾虚湿肿证候。临床表现为肢体浮肿，晨起面肿甚，午后腿肿较重，按之凹陷，身体重困，尿少，脘胀食少，舌苔白腻，脉沉缓。	口服。一次4～5片，一日3次。	医保
	五苓散（胶囊、片）	温阳化气，利湿行水。	用于阳不化气，水湿内停所致的水肿，症见小便不利、水肿腹胀、呕逆泄泻、渴不思饮。	散剂：口服。规格（1）、（2）一次6～9g，一日2次。 胶囊：口服。一次3粒，一日2次。 片剂：口服。一次4～5片，一日3次。	散剂：药典，基药，医保 胶囊：基药，医保 片剂：基药，医保
	香砂六君丸	益气健脾，和胃。	用于脾虚气滞，消化不良，嗳气食少，脘腹胀满，大便溏泄。	口服。规格（1）浓缩丸，一次12丸，一日3次；规格（2）、（3）、（4）水丸，一次6～9g，一日2～3次。	药典，基药，医保
	参苓白术散（丸、颗粒）	补脾胃，益肺气。	用于脾胃虚弱，食少便溏，气短咳嗽，肢倦乏力。	散剂：口服。规格（1）、（2）、（3）一次6～9g，一日2～3次。 丸剂：口服。一次6g，一日3次。 颗粒剂：口服。一次6g，一日3次。	散剂：药典，基药，医保 丸剂：基药，医保 颗粒：基药

证型	药物名称	功能	主治病证	用法用量	备注
湿热内蕴证	肾炎四味片	清热利尿，补气健脾。	用于湿热内蕴兼气虚所致的水肿，症见浮肿、腰痛、乏力、小便不利；慢性肾炎见上述证候者。	口服。规格（1）、（3）一次8片，规格（2）一次4片，一日3次。	药典，医保
	复方石韦片	清热燥湿，利尿通淋。	用于下焦湿热所致的热淋，症见小便不利、尿频、尿急、尿痛、下肢浮肿；急性肾小球肾炎、肾盂肾炎、膀胱炎、尿道炎见上述证候者。	口服。一次5片，一日3次。	药典
下焦湿热证	八正合剂	清热，利尿，通淋。	用于湿热下注，小便短赤，淋沥涩痛，口燥咽干。	口服。一次15～20ml，一日3次，用时摇匀。	药典
	三金片	清热解毒，利湿通淋，益肾。	用于下焦湿热所致热淋，小便短赤，淋沥涩痛，尿急频数。	口服。规格（1）一次5片，规格（2）一次3片，一日3～4次。	药典，基药，医保
阴虚湿热证	知柏地黄丸	滋阴降火。	用于阴虚火旺，潮热盗汗，口干咽痛，耳鸣遗精，小便短赤。	口服。规格（1）大蜜丸，一次1丸，一日2次；规格（2）、（6）浓缩丸，一次8丸，一日3次；规格（3）、（5）水蜜丸，一次6g，一日2次；规格（4）小蜜丸，一次9g，一日2次。	药典，基药，医保

证型	药物名称	功能	主治病证	用法用量	备注
阴虚湿热证	六味地黄丸（颗粒、胶囊）	滋阴补肾。	用于肾阴亏损，头晕耳鸣，腰膝酸软，骨蒸潮热，盗汗遗精，消渴。	丸剂：口服。规格（1）大蜜丸，一次1丸，一日2次；规格（2）浓缩丸，一次8丸，一日3次；规格（3）水蜜丸，一次6g，一日2次；规格（4）、（5）、（6）小蜜丸，一次9g，一日2次。颗粒剂：开水冲服。一次5g，一日2次。胶囊：口服。规格（1）一次1粒，规格（2）一次2粒，一日2次。	胶囊：药典，基药，医保丸剂：药典、基药、医保颗粒：基药
	二至丸	补益肝肾，滋阴止血。	用于肝肾阴虚，眩晕耳鸣，咽干鼻燥，腰膝酸痛，月经量多。	口服。一次9g，一日2次。	药典，医保
	肾炎灵胶囊	清热凉血，滋阴养肾。	症见全身浮肿，小腹胀痛灼热，腰痛，小便色黄或尿血，小便频数，口渴喜饮，口干口苦，心烦失眠，面色红，舌红少苔少津。	口服。一次6～7粒，一日3次。	

慢性肾脏病

慢性肾脏病（Chronic Kidney Disease，CKD）是各种原因引起的慢性肾脏疾病（病程在 3 个月以上）的总称，慢性肾脏病的定义为：一是指肾脏损伤 ≥ 3 个月，有或无肾小球滤过率（Glomerular Filtration Rate，GFR）降低。肾脏损伤系指肾脏的结构或功能异常，表现为下列之一：①肾脏形态学和 / 或病理学检查异常；②肾损伤的指标阳性：包括血、尿成分异常或影像学检查异常。二是指 GFR < 60ml/（min·1.73m^2）≥ 3 个月，有或无肾脏损伤证据。其分期标准如表 1：

表 1　慢性肾脏病的分期标准

分期	描述	GFR[ml/（min·1.73m^2）]	尿白蛋白 / 尿肌酐（mg/g）
1	肾脏损伤指标（＋） GFR 正常或增加	≥ 90	> 30
2	肾脏损伤指标（＋） GFR 轻度下降	60 ~ 89	> 30
3	GFR 中度下降（3A）	45 ~ 59	> 30
	GFR 中度下降（3B）	30 ~ 44	> 30
4	GFR 重度下降	15 ~ 29	> 30
5	肾衰竭	< 15 或透析	> 30

CKD 是全球性公共卫生问题，国际上普通人群的 CKD 患病率为 10% ~ 16%。中国城市 CKD 的患病率为 10.3% ~ 12.1%。2012

年最新的全国性调查显示，我国 18 岁以上成年人群中 CKD 患病率为 10.8%，据此估计我国现有成年慢性肾脏病患者 1.2 亿。根据发达国家的统计，CKD 患者中约有 2% 会进入终末期肾病阶段，需要通过透析或肾移植治疗来维持生命。

在我国原发性肾小球疾病仍是 CKD 的主要原因，高血压、糖尿病、老年和高脂血症为 CKD 的独立高危因素，提示我国 CKD 的构成谱正向西方发达国家靠近。与此同时，服用肾毒性药物也与 CKD 的发病密切相关，表明我国 CKD 与西方发达国家的不同之处。

对每个 CKD 患者应进一步作出以下几项诊断：

（1）引起 CKD 的肾脏病诊断：如 IgA 肾病、膜性肾病、糖尿病肾病、狼疮性肾炎、肾血管性疾病、药物过敏性间质性肾炎等。

（2）肾功能的评估：依据 GFR 确定 CKD 的不同分期，如表 2。

（3）与肾功能水平相关的并发症：如肾性贫血、肾性高血压、电解质代谢紊乱、继发性甲状旁腺功能亢进、慢性肾脏病 - 矿物质与骨异常等。

（4）合并症：如心血管疾病、脑血管疾病、感染等。

表 2　CKD 肾功能分期及临床表现

分期	描述	GFR（ml/min/1.73m^2）	临床表现
	有高危因素	≥ 90（无肾损伤证据）	慢性肾脏病危险因素
1	肾损害 GFR 正常或升高	≥ 90	肾损害的标志（肾病综合征、肾炎综合征、无症状尿检异常、无症状影像学异常、肾脏病引起的高血压）
2	肾损害 GFR 轻度下降	60 ~ 89	轻度并发症（高血压）
3	肾损害 GFR 中度下降	30 ~ 59	中度并发症（高血压、贫血）
4	肾损害 GFR 重度下降	15 ~ 29	严重并发症（高血压、贫血、酸中毒及电解质紊乱）
5	肾衰竭	< 15 或透析	尿毒症、心血管疾病

中医学对慢性肾脏病病因病机、证候及治则的描述，散见于"水肿"、"肾风"、"虚损"、"癃闭"、"关格"、"肾消"诸门。

一、中医病因病机分析及常见证型

中医认为本病病因归纳起来主要有以下几个方面。①体质因素：脾肾虚损是本病的主要病因。②感受外邪：外邪侵袭肺卫肌表，致使肺失宣降，治节失职，三焦水道不利，湿浊贮留，或湿热下注，损伤脾肾。③过度劳累：劳则伤气，过劳则正气更虚，脾肾更损。④饮食不节：素体脾虚，过食生冷、辛辣、厚味、高蛋白饮食，以致脾胃虚损。⑤疾病因素：本病多是由尿浊、肾风、淋证、虚劳、腰痛、消渴等病发展，导致肾的藏精、气化和分清泌浊的功能逐渐丧失，而引发一系列临床症状。

慢性肾脏病病程较长，病机错综复杂，既有正气的耗损，又有实邪蕴阻，属正虚邪实，虚实夹杂之证。本病病位在脾肾，但与肝、心、肺、胃等脏腑有密切的关系。根据慢性肾脏病的中医证候学特点，慢性肾脏病的中医证型可以简单归纳为正虚证、邪实证和虚实夹杂证三类。

正虚是指正气虚弱所出现的各种虚弱证候的概括，临床表现以脏腑气血阴阳亏虚为主。慢性肾脏病常见正虚证：气虚证（脾胃虚弱证、肺肾气虚证、脾肾气虚证），阴虚证（肝肾阴虚证、肾阴虚证），气阴两虚证，阳虚证（脾肾阳虚证、肾阳虚证），阴阳两虚证。

邪实是对人体感受外邪，或疾病过程中阴阳气血失调，或体内病理产物蓄积，形成的各种临床证候的概括。慢性肾脏病常见邪实证：湿热证（中焦湿热证、三焦湿热证、下焦湿热证），血瘀证，湿浊证，水湿证，风湿证，热毒证，风邪外袭证。

慢性肾脏病常见虚实夹杂证为正虚证和邪实证的组合。

二、辨证选择中成药

1. 脾胃虚弱证

【临床表现】面色苍白，全身乏力，纳差食少，腹胀，便溏，小便短少，口淡不渴，或浮肿，四肢酸困，舌淡而胖大，边有齿痕，脉象沉细或沉弱。

【辨证要点】身倦乏力，大便溏薄或腹泻，纳差食少，舌淡苔白，脉缓弱。

【病机简析】胃主受纳，脾主运化，脾胃虚弱，则脾失运化，胃不受纳，则纳差食少，口淡乏味，腹胀；脾失运化，清阳不升，则腹泻或大便溏薄，尿中泡沫；脾为后天之本，气血生化之源，脾虚则气血化源不足，则见身倦乏力，面色萎黄；脾不运化，水湿内停，则浮肿，四肢酸困。舌淡苔白，脉缓弱为脾胃虚弱之象。

【治法】健脾益气，和胃化湿。

【辨证选药】香砂六君丸、补中益气丸（颗粒）、参苓白术散（丸、颗粒）。

本证型的多种中成药虽不是专门治疗慢性肾病的药物，但如果辨证准确，往往可以收到一定的效果，这类中成药的组成多有党参、白术、茯苓、甘草等。腹胀明显者可首选香砂六君丸；乏力明显者首选补中益气丸（颗粒）；大便溏薄或腹泻者首选参苓白术散（丸、颗粒）。

2. 肺肾气虚证

【临床表现】乏力，语声低怯，气短懒言，自汗畏风，易于感冒，腰膝酸软，颜面浮肿，小便短少，面色淡白，舌淡苔白，脉弱右寸尤甚，或脉沉细无力。

【辨证要点】腰膝酸软，自汗畏风，易于感冒，且经常反复。

【病机简析】肺主气，外合皮毛，宣发卫气，负责机体的卫外功能。若肺气不足、卫外不固，则见乏力，语声低怯，气短懒言，自汗畏风，易于感冒。卫气不仅与肺气关系密切，且与肾气有一定的关系，"卫气出下焦"，肾气不足，也容易感冒。肾虚则腰酸乏力。肺主通调水道，肾主水，肺肾气虚，气化无力则见浮肿和尿少。

【治法】培土生金，补益肺肾。

【辨证选药】补中益气丸（颗粒）、玉屏风颗粒、金水宝胶囊（片）、百令胶囊。

补中益气丸（颗粒）主要是补脾肺之气，以黄芪、党参、白术、茯苓、甘草为主，是所谓的培土生金法；玉屏风颗粒主要是益气固表，适用于自汗畏风和易感冒的患者；金水宝胶囊（片）、百令胶囊为人工冬虫夏草菌丝，肺肾双补。

3. 脾肾阳（气）虚证

【临床表现】面色苍白，全身乏力，腰膝酸痛，畏寒肢冷，大便偏溏，或大便干结，尿泡沫多，小便清长，舌淡胖边有齿痕，脉沉弱。

【辨证要点】畏寒肢冷，大便溏泄，舌淡胖边有齿痕。

【病机简析】肾阳不足，腰膝失于温养，腰膝酸痛，畏寒肢冷；脾虚不能运化，则大便稀溏或大便干结；脾不升清，肾精不固，则见蛋白尿，或小便清长；脾肾气虚则见身倦乏力，舌淡胖边有齿痕，脉沉弱。

【治法】健脾温肾。

【辨证选药】 金匮肾气丸（片）、肾炎舒片（胶囊）。

脾肾阳虚证方药多有附子、桂枝、菟丝子等；气虚证则有生晒参、茯苓、黄精等。

4. 肝肾阴虚证

【临床表现】 面色萎黄，全身乏力，腰膝酸软，皮肤干燥，口苦咽干，渴喜凉饮，口中尿臭，五心烦热，大便干结，小便黄赤，脉象弦细，舌淡形瘦，少苔或薄黄苔。

【辨证要点】 腰膝酸软，头晕耳鸣，五心烦热，目干涩，舌质红少津。

【病机简析】 阴血不足，脏腑四肢肌肤失于濡养，则面色萎黄，乏力，腰膝酸软，皮肤干燥。阴虚肝阳上亢，而有头痛头晕，耳鸣烦躁。阴虚兼湿热，则小便黄赤，舌苔根部黄腻。阴虚夹有瘀血者，可见面色晦滞，唇色发暗，舌色青紫。

【治法】 滋养肝肾。

【辨证选药】 六味地黄丸（颗粒、胶囊）、左归丸、杞菊地黄丸（胶囊、片）、大补阴丸。

此证型方药多有地黄、山茱萸、枸杞、白芍等。阴虚内热者可用知柏地黄丸。

5. 气阴两虚证

【临床表现】 面色萎黄，身倦乏力，口干口黏，纳食不香，不欲饮水或饮水不多，易感冒，畏寒而手足心热，大便先干后溏，尿少色黄，舌淡有齿痕，脉象沉细。

【辨证要点】 神疲乏力，腰膝酸软，手足不温而手足心热，大便先干后溏薄。

【病机简析】 气虚则见面色萎黄，身倦乏力；肺气虚，卫外不固，则现乏力，自汗畏风，易于感冒；脾气虚，运化无力，则纳食不香，不欲饮水；阴虚则腰酸、口干。畏寒而手足心热，大便先干后溏为气阴两虚的特有症状。

【治法】益气养阴。

【辨证选药】肾炎康复片。

此证型是慢性肾脏病最常见的证型，肾炎康复片以益气养阴为主，兼有清热解毒之功，主要用于肾炎蛋白尿的患者，肾功能不全亦可使用，有西洋参、人参、地黄、山药益气养阴，兼以白花蛇舌草、土茯苓清热解毒利湿。

6. 阴阳两虚证

【临床表现】乏力，腰膝酸软，畏寒肢冷，但手足心热，咽干口干，饮水不多，浮肿，不思饮食，大便偏溏，小便黄赤，或大便干结，小便清长，舌淡而胖有齿痕，脉象沉细或沉弱。

【辨证要点】乏力，腰膝酸软，畏寒肢冷，但手足心热，咽干口干。

【病机简析】阳气不足则乏力，阳虚则寒，故见畏寒肢冷；阴虚则手足心热，咽干口干；脾阳虚，运化无力，则不思饮食，大便偏溏；脾肾阳虚气化失常，不能化气行水，则见浮肿和尿少；肾虚则腰膝冷痛。

【治法】阴阳双补。

【辨证选药】金匮肾气丸（片）、右归丸。

此证型的中成药多是在地黄、山萸肉、山药等滋阴药的基础上，加附子、淫羊藿等温阳药。

7. 湿热证

【临床表现】浮肿，汗出而黏，口苦口黏，渴饮不多，胸闷，脘腹胀满，纳差食少，小便频数黄赤，大便黏滞，舌质红，苔黄厚而腻，脉濡数或滑数。

【辨证要点】口苦口黏，渴饮不多，大便黏滞，舌苔黄厚而腻者。

【病机简析】湿热阻滞中焦，脾失健运，水湿内停则见浮肿、尿少、纳呆腹胀；湿热中阻，胃失和降，则见恶心呕吐，口苦口黏，口干不欲饮；湿热内阻，肠胃气机不畅，则大便黏滞；舌红苔黄腻，脉弦滑，皆为湿热内蕴之象。

【治法】清化湿热，和胃止呕。

【辨证选药】肾炎四味片、黄葵胶囊、尿毒清颗粒、肾衰宁胶囊（颗粒、片）。

此证型在慢性肾脏病中可以单独出现，也可和多种正虚证同时出现，治疗上可以两种或两种以上中成药配伍使用。肾炎四味片、黄葵胶囊适合慢性肾炎蛋白尿和血尿的患者；尿毒清颗粒、肾衰宁胶囊（颗粒、片）适合慢性肾功能不全的患者。

8. 湿浊证

【临床表现】浮肿，恶心呕吐，口黏口甜，纳呆腹胀，尿少，舌苔白腻，脉弦滑。

【辨证要点】恶心，口黏，纳呆，苔白腻。

【病机简析】湿浊阻滞中焦，脾失健运，水湿内停则见浮肿、尿少，水谷不化则见纳呆腹胀；脾胃升降失司，则见恶心呕吐；湿性黏滞，湿浊上犯，则见口黏口甜；舌苔白腻，脉弦滑，皆为湿浊内蕴之象。

【治法】和胃化湿。

【辨证选药】肾衰宁胶囊（颗粒、片）、海昆肾喜胶囊。

此证型常与脾虚证同时出现，可单独选择的中成药不多。肾衰宁胶囊（颗粒、片）、海昆肾喜胶囊适合于慢性肾功能不全的患者。

9. 水湿证

【临床表现】 全身浮肿，伴胸水、腹水，恶心，纳差，腹胀，便溏，尿少，舌苔白腻，脉沉细或濡。

【辨证要点】 浮肿，恶心，纳差，腹胀。

【病机简析】 肺脾肾三脏功能失调，水液泛溢肌肤，则见全身浮肿；水液内停，故见胸水、腹水；脾胃升降失司，则见恶心，纳差，腹胀；湿邪下趋，则便溏，膀胱气化不利，则见尿少；舌苔白腻，脉沉细或沉濡，皆为水湿内停之象。

【治法】 化湿利水。

【辨证选药】 五苓散（片、胶囊）、肾炎消肿片。

此证型常与脾虚证同时出现，可与健脾的香砂六君丸合用。若与外感表证同时出现，可配合使用银翘解毒片（颗粒、胶囊、软胶囊、片）或感冒清热颗粒等。

10. 风湿证

【临床表现】 眼睑浮肿，头沉身重，关节疼痛，或皮疹瘙痒，尿中泡沫，苔白腻，脉濡。

【辨证要点】 头沉身重，关节疼痛，苔白腻，脉濡。

【病机简析】 风邪犯肺，肃降失职，水液不能下输膀胱，水湿内停，泛溢肌肤，则眼睑浮肿；湿性重浊黏滞，则见头沉身重；风湿之邪合而为病，阻滞于筋脉关节，气血运行不畅，故关节疼痛；风邪搏于肌肤，可见皮疹瘙痒；湿邪内停，脾不升清或肾失封藏则见尿中泡沫；风湿之邪入肾络，导致肾失封藏和固摄，而见蛋白尿和血尿。苔白腻，脉浮滑，皆为风湿之象。

【治法】祛风除湿。

【辨证选药】正清风痛宁片、雷公藤多苷片。

正清风痛宁片、雷公藤多苷片等祛风除湿中成药或者中药饮片的使用，应注意其毒副反应。尤其雷公藤多苷片这类药物，使用过程中应密切观测。同时，应遵循"中病即止"的用药原则。

11．风热毒邪证

【临床表现】眼睑先现浮肿，小便短少，血尿，蛋白尿，常伴见发热，恶风（寒），头痛，鼻塞流涕，咽痒咽痛，舌红或舌质淡红，苔薄白或薄黄，脉浮数。

【辨证要点】浮肿多见于眼睑，咽喉肿痛，或皮肤疖肿。

【病机简析】肺为水之上源，风热犯肺，肃降失职，水液不能下输膀胱，水湿内停，泛溢肌肤，疫毒迅速弥漫三焦，故起病急骤，眼睑先现浮肿，继而遍及全身，皮肤薄而光亮；风热毒邪袭表，腠理开合失司，可见恶风（寒）；卫阳被郁则发热；风邪客表，经络之气不畅，则见头痛；肺卫受邪，肺气不宣，则见鼻塞流涕；风热疫毒从口鼻而入，聚于咽喉，则咽喉肿痛；膀胱气化不利，则见尿少；风热毒邪扰肾络，可见血尿和蛋白尿，舌红或舌质淡红，苔薄白或薄黄，脉浮数，皆为风热毒邪袭表之象。

【治法】清热解毒，疏风解表。

【辨证选药】银翘解毒丸（颗粒、胶囊、软胶囊、片）。

上呼吸道感染属于中医外感病的范畴，其中，风热感冒较多见，是导致CKD急性加重的原因，但风寒感冒、寒包火证等亦不少，有关中成药的选择又当审慎，银翘解毒丸即不宜，具体可参见本丛书的呼吸系统分册。

12. 血瘀证

【临床表现】唇甲紫黯，肌肤甲错，腰痛固定或刺痛，舌质紫黯或舌有瘀点、瘀斑，脉涩或细涩。

【辨证要点】上述症状但见一症便可诊断。血瘀证是慢性肾脏病的常见证候，尤其是在膜性肾病、糖尿病肾病等疾病中很常见，因此，活血化瘀是治疗慢性肾脏病的基本治法之一。

【病机简析】瘀血内阻，血行迟滞，故可见唇甲紫黯；瘀血不去，新血不生，肌肤失养，故见肌肤甲错；腰为肾之府，瘀血阻滞，气血运行不畅，不通则痛，则见腰痛固定或刺痛；舌质紫黯或舌有瘀点、瘀斑，脉涩或细涩，皆为血瘀之象。

【治法】活血化瘀通络。

【辨证选药】活血通脉胶囊、血府逐瘀丸（口服液、胶囊）。

活血化瘀是治疗慢性肾脏病的基本治法，但应注意扶正，防止损伤正气，在 CKD 中，血瘀证往往多与其他证候同时并见，尤其虚实夹杂多见。此外，应注意是否存在胃肠道的不良反应和出血倾向等。

三、用药注意

临床选药必须以辨病期与辨证论治相结合，针对慢性肾脏病的不同病期和不同证型，选择与其相对证的药物，才能收到较为满意的疗效。对于慢性肾脏病 1～3 期的患者，治疗多以健脾补肾、祛风活血、解毒祛湿为主要治法；慢性肾脏病 4～5 期患者的治疗重在健脾补肾、和胃降浊，多为补泻合用。另外，要注意患者的病因诊断，及时了解血尿、蛋白尿和肾功能变化的情况，若出现指标的异常波动，用药务必咨询医师。若出现感冒发热等情况，应当密切关注肾脏病变的情况，以选择合适的药物，并按肾功能的情况调整剂量。另外，还需嘱患者避风寒，适寒温，防感冒；饮食宜清淡，切忌肥甘油腻食物，以防影响药效的发挥。药品贮藏宜得当，存于阴凉干燥处，若药品性状发生改变禁止服用。药品必须妥善保管，放在儿童不能接触的地方，以防发生意外。对于具体药品的饮食禁忌、配伍禁忌、妊娠禁忌、证候禁忌、病证禁忌、特殊体质禁忌、肝肾功能禁忌等，各药品具体内容中均有详细介绍，用药前务必仔细阅读，特别强调的是要关注药品的毒副作用，许多药品有肾功能不全患者禁用或慎用的说明，使用这些药品，要在严格监控下进行。

附一

常用治疗慢性肾脏病的中成药药品介绍

（一）脾胃虚弱证常用中成药品种

香砂六君丸

【处方】木香、砂仁、党参、白术（炒）、茯苓、炙甘草、陈皮、半夏（制）、生姜、大枣。

【功能与主治】益气健脾，和胃。用于脾虚气滞，消化不良，嗳气食少，脘腹胀满，大便溏泄。

【用法与用量】口服。规格（1）浓缩丸，一次12丸，一日3次；规格（2）、（3）、（4）水丸，一次6～9g，一日2～3次。

【禁忌】对本品过敏者禁用。

【注意事项】

1．不适用于口干，舌少津，大便干者。

2．呕吐伴胃部灼热疼痛，口干，大便干者禁用。

3．忌食生冷油腻、不易消化及刺激性食物，宜食清淡易消化之品，戒烟酒。

【规格】（1）每8丸相当于原生药3g，（2）每袋装6g，（3）每袋装9g，（4）每100粒重6g。

【贮藏】密闭。

补中益气丸（颗粒）

【处方】炙黄芪、党参、炙甘草、炒白术、当归、升麻、柴胡、陈皮。

【功能与主治】补中益气，升阳举陷。用于脾胃虚弱、中气下陷所致的泄泻、脱肛、阴挺，症见体倦乏力、食少腹胀、便溏久泻。

【用法与用量】

丸剂：口服。规格（1）大蜜丸，一次1丸，一日2～3次；规格（2）浓缩丸，一次8～10丸，一日3次；规格（3）水丸，一次6g，一日2～3次。

颗粒剂：口服。一次3g，一日2～3次。

【注意事项】

1．本品不适应于恶寒发热表证者，暴饮暴食脘腹胀满实证者。

2．不宜和感冒类药同时服用。

3．高血压患者慎服。

4．服本药时不宜同时服用藜芦或其制剂。

5．本品宜空腹或饭前服为佳，亦可在进食同时服。

6．按照用法用量服用，小儿应在医师指导下服用。

7．服用期间出现头痛、头晕、复视等症，或皮疹、面红者，以及血压有上升趋势，应立即停药。

【规格】

丸剂：（1）每丸重9g，（2）每8丸相当于原生药3g，（3）每袋装6g。

颗粒剂：每袋装3g。

【贮藏】密闭，防潮。

参苓白术散（丸、颗粒）

【处方】人参、茯苓、白术（麸炒）、山药、白扁豆（炒）、莲子、薏苡仁（炒）、砂仁、桔梗、甘草。

【功能与主治】补脾胃，益肺气。用于脾胃虚弱，食少便溏，气短咳嗽，肢倦乏力。

【用法与用量】

散剂：口服。规格（1）、（2）、（3）一次6～9g，一日2～3次。

丸剂：口服。一次6g，一日3次。

颗粒剂：口服。一次6g，一日3次。

【注意事项】

1．泄泻兼有大便不通畅，肛门有下坠感者忌服。

2．服本药时不宜服用藜芦、五灵脂、皂荚或其制剂。

3．不宜喝茶和吃萝卜以免影响药效。

4．不宜和感冒类药同时服用。

【规格】

散剂：（1）每袋装3g，（2）每袋装6g，（3）每袋装9g。

丸剂：每 100 粒重 6g。

颗粒剂：每袋装 6g。

【贮藏】密封。

（二）肺肾气虚证常用中成药品种

补中益气丸（颗粒）

见本病"脾胃虚弱证常用中成药品种"。

玉屏风颗粒

【处方】黄芪、白术（炒）、防风。

【功能与主治】益气，固表，止汗。用于表虚不固，自汗恶风，面色㿠白，或体虚易感风邪者。

【用法与用量】开水冲服。一次 1 袋，一日 3 次。

【注意事项】

1．忌油腻食物。

2．本品宜饭前服用。

【规格】每袋装 5g。

【贮藏】密封。

金水宝胶囊（片）

【处方】发酵虫草菌粉（Cs-4）。

【功能与主治】补益肺肾，秘精益气。用于肺肾两虚，精气不足，久咳虚喘，神疲乏力，不寐健忘，腰膝酸软，月经不调，阳痿早泄；慢性支气管炎、慢性肾功能不全、高脂血症、肝硬化见上述证候者。

【用法与用量】

胶囊：口服。一次3粒，一日3次；用于慢性肾功能不全者，一次6粒，一日3次。

片剂：口服。一次2片，一日3次；用于慢性肾功能不全者，一次4片，一日3次，或遵医嘱。

【注意事项】

1. 忌不易消化食物。

2. 感冒发热患者不宜服用。

3. 有高血压、心脏病、肝病、糖尿病、肾病等慢性病严重者应在医师指导下服用。

【规格】

胶囊：每粒装0.33g。

片剂：每片重0.75g。

【贮藏】密封。

百令胶囊

【处方】发酵冬虫夏草菌粉（Cs-C-Q80）。

【功能与主治】补肺肾，益精气，用于肺肾两虚引起的咳嗽、气喘、咯血、腰酸背痛；慢性支气管炎的辅助治疗。

【用法与用量】口服。规格（1）一次5～15粒，规格（2）一次2～6粒，一日3次。

【禁忌】凡阴虚火旺，血分有热，胃火炽盛，肺有痰热，外感热病者禁用。

【注意事项】

1. 忌不易消化食物。

2. 感冒发热患者不宜服用。

3. 有高血压、心脏病、肝病、糖尿病、肾病等慢性病严重者应在医师指导下服用。

【规格】 每粒装（1）0.2g，（2）0.5g。

【贮藏】 密封。

【药理毒理】

· **对肾功能的影响** 本品可以降低肾切除及庆大霉素致肾损伤大鼠的血清肌酐，尿素氮及尿蛋白含量，减少组织病理学计分[1]。

· **抗纤维化作用** 本品拮抗马兜铃（AA）酸诱发的人肾小管上皮细胞株的促纤维化效应[2]。下调马兜铃酸肾组织中 TGF-β1、CTGF、TIMP-1、PAI-1 的 mRNA 及蛋白质的表达；有效拮抗 AA 的致肾间质纤维化的效应[3]，抑制肾组织 TGF-β1 及 Snail 的表达，进而抑制肾小管上皮细胞 – 肌成纤维细胞转分化[4]。

【临床报道】

1. 在使用丁胺卡那霉素、卷曲霉素治疗肺结核的病人中试用百令胶囊预防药物肾损害，观察 2 个月，结果显示服用百令胶囊的病人（38 例）尿白蛋白及尿 β_2 微球蛋白（β_2-MG）均较未服用者（37 例）显著降低，提示百令胶囊对氨基糖苷类药物的急性肾小管损伤可能有一定保护作用[5]。

2. 慢性肾炎患者服用贝那普利进行治疗，并必要时联用其他降压药（利尿剂、钙离子拮抗剂）将血压控制达标，在此基础上部分病人加服百令胶囊，观察半年，结果显示加服百令胶囊的病人（26 例）比未加用者（20 例）尿蛋白下降更显著，血脂（胆固醇、三酰甘油、低密度及高密度脂蛋白）改善更明显，Scr 升高程度显著减轻[6]。

3．在治疗小儿原发肾病综合征时，在用泼尼松及贝那普利常规治疗的基础上加服百令胶囊，观察 3 个月，结果显示治疗组患儿（30 例）血清 IgG 水平显著升高，而未加百令胶囊的对照组（20 例）却升高不显著，两组患儿的尿蛋白定量均显著减少，但治疗组减少幅度更大。作者认为肾病综合征患者长期服用激素，机体免疫力下降易并发感染，百令胶囊能够改善免疫功能，升高血清 IgG，故能减少感染，提高肾病综合征缓解率[7]。

【参考文献】

[1] 黎磊石，郑丰，刘志红．等．冬虫夏草防治氨基糖甙肾毒性损伤的实验研究 [J]. 中国中西医结合杂志，1996，16（12）：733-737.

[2] 张嫩，唐功耀，芮宏亮，等．虫草菌液拮抗马兜铃酸对人近端肾小管上皮细胞的作用 [J]. 中华肾脏病杂志，2006，22（8）：472-476.

[3] 朱运锋，谌贻璞，胡昭，等．虫草菌粉对慢性马兜铃酸肾病大鼠模型肾间质纤维化的保护作用 [J]. 中华医学杂志，2007，87（38）：2667-2671.

[4] 柴晶晶，谌贻璞，芮宏亮，等．虫草菌粉对慢性马兜铃酸肾病大鼠肾组织 TGF-β1 及 Snail 表达和 TEMT 的影响 [J]. 中国中西医结合杂志，2009，29（4）：325-329.

[5] 柴曼超，王子玲．发酵虫草菌粉对氨基糖甙肾毒性保护作用观察 [J]. 实用中医药杂志，2005，21（6）：363.

[6] 张芸，王博华，朱颖，等．冬虫夏草制剂治疗慢性肾小球肾炎蛋白尿 [J]. 中国中西医结合肾病杂志，2002，3（3）：178-179.

[7] 吴绿仙，应爱娟，李小兵，等．百令胶囊调节小儿肾病

综合征患者免疫功能的临床研究 [J]. 中国中西医结合肾病杂志，2006，7（3）：169.

（三）脾肾阳（气）虚证常用中成药品种

金匮肾气丸（片）

【处方】地黄、山茱萸（酒炙）、山药、牡丹皮、泽泻、茯苓、桂枝、附子（炙）、牛膝（去头）、车前子（盐炙）。

【功能与主治】温补肾阳，化气行水。用于肾虚水肿，腰膝酸软，小便不利，畏寒肢冷。

【用法与用量】

丸剂：口服。规格（1）大蜜丸，一次1丸；规格（2）水蜜丸，一次4～5g（20～25粒），一日2次。

片剂：口服。一次4片，一日2次。

【禁忌】孕妇忌服。

【注意事项】

1. 忌房欲、气恼。

2. 忌食生冷食物。

【规格】

丸剂：（1）每丸重6g，（2）每100粒重20g。

片剂：每片重0.27g。

【贮藏】密封。

肾炎舒片（胶囊）

【处方】苍术、茯苓、白茅根、防己、生晒参（去芦）、黄精、菟丝子、枸杞子、金银花、蒲公英。

【功能与主治】 益肾健脾，利水消肿。用于治疗脾肾阳虚、水湿内停所致的水肿，症见浮肿、腰痛、乏力、怕冷、夜尿多；慢性肾炎见上述证候者。

【用法与用量】

片剂：口服。一次 6 片，一日 3 次；小儿酌减。

胶囊：口服。一次 4 粒，一日 3 次；小儿酌减。

【禁忌】 孕妇忌服。

【注意事项】 忌食生冷食物。

【规格】

片剂：（1）薄衣片每片重 0.27g，（2）糖衣片片芯重 0.25g。

胶囊：每粒装 0.35g。

【贮藏】 密封。

（四）肝肾阴虚证常用中成药品种

六味地黄丸（颗粒、胶囊）

【处方】 熟地黄、酒萸肉、山药、牡丹皮、茯苓、泽泻。

【功能与主治】 滋阴补肾。用于肾阴亏损，头晕耳鸣，腰膝酸软，骨蒸潮热，盗汗遗精，消渴。

【用法与用量】

丸剂：口服。规格（1）大蜜丸，一次 1 丸，一日 2 次；规格（2）浓缩丸，一次 8 丸，一日 3 次；规格（3）水蜜丸，一次 6g，一日 2 次；规格（4）、（5）、（6）小蜜丸，一次 9g，一日 2 次。

颗粒剂：开水冲服。一次 5g，一日 2 次。

胶囊：口服。规格（1）一次 1 粒，规格（2）一次 2 粒，一日 2 次。

【注意事项】

1．忌不易消化及辛辣食物。

2．感冒发热患者不宜服用。

【规格】

丸剂：（1）每丸重 9g，（2）每 8 丸重 1.44g（每 8 丸相当于饮片 3g），（3）每袋装 6g，（4）每袋装 9g，（5）每瓶装 60g，（6）每瓶装 120g。

颗粒剂：每袋装 5g。

胶囊：（1）每粒装 0.3g，（2）每粒装 0.5g。

【贮藏】密封，防潮。

左归丸

【处方】熟地黄、菟丝子、牛膝、龟板胶、鹿角胶、山药、山茱萸、枸杞子。

【功能与主治】滋肾补阴。用于真阴不足，腰酸膝软，盗汗遗精，神疲口燥。

【用法与用量】口服。一次 9g，一日 2 次。

【注意事项】

1．忌油腻食物。

2．感冒患者不宜用。

【规格】每 10 粒重 1g。

【贮藏】密闭，防潮。

杞菊地黄丸（胶囊、片）

【处方】枸杞子、菊花、熟地黄、酒萸肉、牡丹皮、山药、茯苓、泽泻。

【功能与主治】滋肾养肝。用于肝肾阴亏，眩晕耳鸣，羞明畏光，迎风流泪，视物昏花。

【用法与用量】

丸剂：口服。规格（1）大蜜丸，一次1丸，一日2次；规格（2）浓缩丸，一次8丸，一日3次；规格（3）水蜜丸，一次6g，一日2次；规格（4）、（6）小蜜丸，一次9g，一日2次；规格（5）小蜜丸，一次6g，一日2次。

胶囊：口服。一次5～6粒，一日3次。

片剂：口服。一次3～4片，一日3次。

【注意事项】脾胃虚寒，大便稀溏者慎用。

【规格】

丸剂：（1）每丸重9g，（2）每8丸相当于原药材3g，（3）每袋装6g，（4）每袋装9g，（5）每瓶装60g，（6）每瓶装120g。

胶囊：每粒装0.3g。

片剂：片芯重0.3g。

【贮藏】密封。

大补阴丸

【处方】熟地黄、知母（盐炒）、黄柏（盐炒）、龟甲（醋炙）、猪脊髓。

【功能与主治】滋阴降火。用于阴虚火旺，潮热盗汗，咳嗽咯血，耳鸣遗精。

【用法与用量】口服。水蜜丸一次 6g，一日 2～3 次；大蜜丸一次 1 丸，一日 2 次。

【禁忌】糖尿病患者禁服。

【注意事项】

1．忌辛辣、生冷、油腻食物。

2．孕妇慎用。

3．感冒患者不宜服用；虚寒性患者不适用，其表现为怕冷，手足凉，喜热饮。

4．本品宜饭前用开水或淡盐水送服。

5．高血压、心脏病、肝病、肾病等慢性病患者应在医师指导下服用。

【规格】水蜜丸，每瓶装 60g；大蜜丸，每丸重 9g。

【贮藏】密封。

（五）气阴两虚证常用中成药品种

肾炎康复片

【处方】西洋参、人参、地黄、盐杜仲、山药、白花蛇舌草、黑豆、土茯苓、益母草、丹参、泽泻、白茅根、桔梗。

【功能与主治】益气养阴，补肾健脾，清解余毒。用于气阴两虚，脾肾不足，水湿内停所致的水肿，症见神疲乏力，腰膝酸软，面目、四肢浮肿，头晕耳鸣；慢性肾炎、蛋白尿、血尿见上述证候者。

【用法与用量】口服。规格（1）一次 8 片，规格（2）一次 5

片，一日 3 次；小儿酌减或遵医嘱。

【注意事项】 服药期间忌辛辣、肥甘等刺激性食物，禁房事。

【规格】（1）糖衣片片芯重 0.3g，（2）薄膜衣片每片重 0.48g。

【贮藏】 密封。

【临床报道】

· **降低尿蛋白和血尿** 通过对慢性肾炎[1, 2]、糖尿病肾病[3, 4]、紫癜性肾炎[5]、肾病综合征[6, 7]等临床观察证实，肾炎康复片能有效降低尿蛋白。

· **拮抗激素副作用** 在肾病综合征患者使用泼尼松治疗的基础上加用肾炎康复片，能明显减少激素的副作用，如 Cushing 体态、感染、痤疮等[6, 7]。

· **调节免疫力预防复发** 肾炎康复片对细胞免疫有调节作用[8]，服用肾炎康复片 3 个月后，血清 IL-6、血 CD_4、IL-8、CD_4/CD_8 明显降低，而 CD_8 水平升高。

【参考文献】

[1] 谢席胜，樊均明，李会娟，等. 肾炎康复片在肾脏疾病中的应用及评价 [J]. 中国中西医结合肾病杂志，2007，8（8）：493-494.

[2] 谢红，黄智勇，刘玉. 肾炎康复片治疗肾小球肾炎的作用机理及疗效观察 [J]. 河南中医学院学报，2005，120（5）：22-23.

[3] 邓跃毅，陈以平，唐红，等. 肾炎康复片治疗糖尿病肾病的疗效观察 [J]. 中国中西医结合肾病杂志，2005，6（3）：151-153.

[4] 杜梅仙，舒方，张必娘. 肾炎康复片对 2 型糖尿病肾病的疗效观察 [J]. 中国中西医结合肾病杂志，2007，8（10）：606-607.

[5] 汪建国，储玉玲，周柱亮，等. 肾炎康复片治疗紫癜性肾

炎 40 例疗效观察及病例分析 [J]. 中国中西医结合肾病杂志，2004，5（6）：351-352.

[6] 龚蓉 . 泼尼松联合肾炎康复片治疗肾病综合征的临床疗效观察 [J]. 中国临床新医学，2010，3（12）：1192-1194.

[7] 姚熙慧，贺玉珍 . 肾炎康复片配合激素治疗成人原发性肾病综合征的疗效分析 [J]. 天津中医学院学报，1998，17（3）：11-12.

[8] 辛小龙，王静 . 肾炎康复片对慢性肾小球肾炎患者免疫功能的影响 [J]. 中国中西医结合肾病杂志，2011，12（10）：913-914.

（六）阴阳两虚证常用中成药品种

金匮肾气丸（片）

【处方】地黄、山茱萸（酒炙）、山药、牡丹皮、泽泻、茯苓、桂枝、附子（炙）、牛膝（去头）、车前子（盐炙）。

【功能与主治】温补肾阳，化气行水。用于肾虚水肿，腰膝酸软，小便不利，畏寒肢冷。

【用法与用量】

丸剂：口服。规格（1）大蜜丸，一次 1 丸；规格（2）水蜜丸，一次 4 ~ 5g（20 ~ 25 粒），一日 2 次。

片剂：口服。一次 4 片，一日 2 次。

【禁忌】孕妇忌服。

【注意事项】

1. 忌房欲、气恼。

2. 忌食生冷食物。

【规格】

丸剂：（1）每丸重 6g，（2）每 100 粒重 20g。

片剂：每片重 0.27g。

【贮藏】密封。

右归丸

【处方】熟地黄、附子（炮附片）、肉桂、山药、山茱萸（酒炙）、菟丝子、鹿角胶、枸杞子、当归、杜仲（盐炒）。

【功能与主治】温补肾阳，填精止遗。用于肾阳不足，命门火衰，腰膝酸冷，精神不振，怯寒畏冷，阳痿遗精，大便溏薄，尿频而清。

【用法与用量】口服。大蜜丸一次 1 丸，小蜜丸一次 9g，一日 3 次。

【注意事项】

1．忌房欲、气恼。

2．忌食生冷食物。

【规格】大蜜丸每丸重 9g，小蜜丸每 10 丸重 1.8g。

【贮藏】密封。

（七）湿热证常用中成药品种

肾炎四味片

【处方】细梗胡枝子、黄芪、黄芩、石韦。

【功能与主治】清热利尿，补气健脾。用于湿热内蕴兼气虚所致的水肿，症见浮肿、腰痛、乏力、小便不利，慢性肾炎见上述证候者。

【用法与用量】口服。一次 8 片（小片或糖衣片），或一次 4 片（大片），一日 3 次。

【注意事项】

1. 肝肾阴虚、脾肾阳虚所致水肿以及风水水肿，主要表现为手足心热，心烦，腰膝酸软无力或食少腹胀，腹部喜温喜按，或由于外感引发者不宜使用。

2. 孕妇忌用。

3. 为避免助热生湿，服药期间饮食宜用清淡易消化、低盐、低脂之品，忌食辛辣刺激之品。

4. 本品不宜与附子、肉桂等温热类药物同用。

【规格】（1）每片重 0.36g，（2）每片重 0.70g，（3）糖衣片片芯重 0.35g。

【贮藏】密封。

黄葵胶囊

【处方】黄蜀葵花。

【功能与主治】清热利湿，解毒消肿。用于慢性肾炎之湿热证，症见浮肿、腰痛、蛋白尿、血尿、舌苔黄腻等。

【用法与用量】口服。一次 5 粒，一日 3 次；8 周为一疗程。

【不良反应】个别患者用药后出现上腹部胀满不适。

【禁忌】孕妇忌服。

【注意事项】本品宜饭后服用。

【规格】每粒装 0.5g。

【贮藏】密封。

【药理毒理】

· **降低尿蛋白和血清肌酐** 家兔肾小球基底膜肾炎模型试验结果显示：本品有降低肾小球肾炎动物的尿蛋白含量和血清肌酐含量的作用[1]。

· **改善病理改变** 大鼠嘌呤霉素肾病模型试验表明，能显著减轻尿蛋白量、减轻水肿、降低血脂，使 BUN 水平降至正常范围，明显改善肾小球系膜增殖的病理改变[2]。

· **抗血小板聚集、利尿、改善肾功能损伤** 大鼠药理试验还表明，该产品能抗血小板聚集，具有利尿作用[3]，对 PAN 诱导的尿蛋白大量排泄有降低趋势，对肾功能的损伤有所改善，对 PAN 诱导的大鼠慢性肾病有一定的治疗作用[4]。

【临床报道】

1．60 例慢性肾小球肾炎患者分为黄葵胶囊治疗组和对照组，治疗 8 周，比较用药前后患者的症状、尿蛋白、肾功能及相关实验室指标的变化。结果显示用药前后比较，治疗组总有效率 86.7%，对照组总有效率 30%，得出结论：黄葵胶囊可减轻慢性肾小球肾炎患者的血尿和蛋白尿，且安全，无明显不良反应[5]。

2．另有黄葵胶囊治疗慢性肾炎蛋白尿 40 例临床观察，结果显示经治疗 8 周后，临床痊愈 24 例（60.0%），好转 11 例（27.5%），有效 3 例（7.5%），无效 2 例（5.0%），总有效率 95.5%，证实黄葵胶囊具有降低尿蛋白，减轻红细胞尿的作用，从而达到保护肾功能，改善和延缓慢性肾脏病进程的目的[6]。

【参考文献】

[1] 徐柏颐．黄蜀葵花醇提物治疗家兔系膜增殖性肾炎的实验研究 [J]．江苏中医，1996，17（3）：42-43.

[2] 尹莲芳.中药黄蜀葵花对大鼠阿霉素肾病的作用 [J].江苏医药杂志，2000，26（1）：41-42.

[3] 尹莲芳，濮家伉，弓玉祥，等.黄蜀葵花对阿霉素肾病大鼠钠潴留改善作用的机制 [J].中华肾脏病杂志，1999，15（5）：324-325.

[4] 李平.黄葵胶囊对氨基核苷嘌呤霉素诱导的大鼠慢性肾病的作用研究 [J].中国中西医结合肾病杂志，2011，12（9）：801-804.

[5] 孙珉丹，王桂英，陈志.黄葵胶囊治疗慢性肾小球肾炎的疗效观察 [J].吉林医学，2008，29（15）：1285-1286.

[6] 唐光钰，唐今尧.黄葵胶囊治疗慢性肾小球肾炎蛋白尿的疗效观察 [J].中国中西医结合肾病杂志，2011，12（6）：540-542.

尿毒清颗粒

【处方】 大黄、黄芪、桑白皮、苦参、党参、白术、茯苓、制何首乌、白芍、丹参、川芎、菊花、半夏、车前草、柴胡、甘草。

【功能与主治】 通腑降浊，健脾利湿，活血化瘀。用于慢性肾功能衰竭，氮质血症期和尿毒症早期，中医辨证属脾虚湿浊证和脾虚血瘀证者。可降低肌酐、尿素氮，稳定肾功能，延缓透析时间。对改善肾性贫血，提高血钙、降低血磷也有一定作用。

【用法与用量】 温开水冲服。一日4次，6、12、18时各服1袋，22时服2袋，每日最大服用量8袋；也可另定服药时间，但两次服药间隔勿超过8小时。

【禁忌】 含糖制剂，糖尿病肾病所致肾衰竭者不宜使用。

【注意事项】

1．孕妇慎用。

2．过敏体质者慎用。

3．坚持长期对原发或继发性肾小球肾炎、高血压病、糖尿病肾病等合理的治疗。

4．限制蛋白饮食，摄入含高热量、维生素及微量元素的食物。

5．血钾高者限制含钾食物，避免食用果汁。对 24 小时尿量＜1500ml 患者，服药时应监测血钾。

6．水肿及高血压者，应限制食盐的摄入，一般每日控制在 2g 以下，进水量也应适当限制。

7．因服药每日大便超过 2 次，可酌情减量，避免营养吸收不良和脱水。

8．服药后大便仍干燥者，加服大黄苏打片，一次 4 片，一日 4 次。

【规格】每袋装 5g。

【贮藏】密封。

【药理毒理】

·对足细胞损伤的保护作用　尿毒清颗粒可以改善糖尿病大鼠肾脏病理，减轻足突融合，维持足细胞相关蛋白分子的分布与表达，通过上调足细胞相关蛋白分子水平减轻足细胞损伤，对糖尿病大鼠足细胞损伤具有保护作用[1]。

·降低血糖基化产物，降低高糖诱发系膜细胞内山梨醇增加　尿毒清颗粒可以减少糖尿病肾病大鼠糖基化终末产物（AGEs）在体内的聚集，降低红细胞和肾脏匀浆中山梨醇含量，抑制多元醇代谢通路的激活，干预早期肾脏增生性病变[2]。

·抗氧应激作用　降低大鼠血清中丙二醛（MDA），提高超氧化物歧化酶（SOD）水平[2]。

‧**降低细胞外基质（ECM）中蛋白的过度表达**　尿毒清可以改善阿霉素肾病大鼠肾纤维化的保护作用及其可能机制，改善肾功能，加强纤连蛋白、Ⅳ型胶原蛋白的降解，抑制肾小球细胞外基质的过度积聚，从而减轻肾脏病理损害，发挥其肾脏保护作用[3]。

【临床报道】

1．将 150 例慢性肾脏病患者随机分为观察组 76 例和对照组 74 例。对照组采用常规饮食和综合治疗，观察组在对照组的治疗基础上加用尿毒清颗粒，治疗 2 个月后，与治疗前观察组尿素氮（BUN）、肌酐（Scr）相比明显降低（$P < 0.05$）；BUN、Scr 治疗效果明显优于对照组，差异有统计学意义（$P < 0.05$）[4]。

2．将 236 例 CRF 患者随机分为两组，对照组 118 例仅给予西医治疗，观察组 118 例在西医治疗的基础上服用尿毒清颗粒 25～40g/d，疗程 2 个月。比较两组治疗前后血脂及肾功能各项指标的变化，结果表明观察组血清 TG、TC、LDL-C、apoB 水平显著降低，HDL-C、apoA 水平显著增高。表明尿毒清颗粒可改善 CRF 患者的脂质代谢紊乱[5]。

3．将 98 例非透析治疗的慢性肾脏病患者按照简单随机分组法分为两组各 49 例。对照组采用西医常规治疗，治疗组在对照组治疗基础上口服尿毒清颗粒。观察两组血红蛋白（Hb）、清蛋白（ALB）等指标，结果治疗组患者 ALB 明显升高（$P < 0.05$），Hb 也有一定程度提高[6]。

4．将 80 例 DN 慢性肾功能不全患者随机分为观察组和对照组各 40 例，两组均予常规对症、支持治疗，在此基础上观察组加服尿毒清颗粒，观察到 hs-CRP 及 24h 尿蛋白均显著低于治疗前及对照组（$P < 0.01$，0.05），表明尿毒清颗粒可改善慢性肾功能不全患者的肾功能及患者的微炎症状态[7]。

【参考文献】

[1] 陈妹君，陈海平，刘奇. 尿毒清颗粒对糖尿病大鼠足细胞损伤的保护作用研究 [J]. 中国中西医结合肾病杂志，2008，9（10）：875-878.

[2] 李璇，王琼，何宝，等. 尿毒清颗粒改善链佐星-弗氏完全佐剂诱导的糖尿病肾病模型肾脏功能的研究 [J]. 中成药，2010，32（9）：1483-1487.

[3] 亓敏，王娜，梁素忍，等. 尿毒清对阿霉素肾病大鼠肾纤维化的保护作用 [J]. 中华肾脏病杂志，2010，26（8）：629-633.

[4] 肖洁，张紫志. 尿毒清颗粒治疗慢性肾衰竭患者 150 例的疗效观察 [J]. 中国医药导报，2011，8（23）：157-158.

[5] 龚冀荣，阮素莲，潘芳莲. 尿毒清颗粒治疗慢性肾衰竭 49 例的疗效观察 [J]. 检验医学与临床，2011，8（6）：699-700.

[6] 钟伟强，刘冠贤，黄仲良，等. 尿毒清对慢性肾衰竭脂质代谢紊乱及肾功能的影响. 中国中西医结合肾病杂志，2004，8：458-459.

[7] 张洪源，张红霞，肖英，等. 尿毒清颗粒对 DN 慢性肾功能不全患者肾功能及血清 hs-CRP 水平的影响 [J]. 山东医药，2011，51（3）：77-78.

肾衰宁胶囊（颗粒、片）

【处方】太子参、黄连、半夏（制）、陈皮、茯苓、大黄、丹参、牛膝、红花、甘草。

【功能与主治】 益气健脾，活血化瘀，通腑泄浊。用于脾胃气虚，浊瘀内阻，升降失调所引起的面色萎黄，腰痛倦怠，恶心呕吐，食欲不振，小便不利，大便黏滞；慢性肾功能不全见上述证候者。

【用法与用量】

胶囊：口服。一次 4 ～ 6 粒，一日 3 ～ 4 次，45 天为一疗程，小儿酌减。

颗粒剂：开水冲服。一次 1 袋，一日 3 ～ 4 次，45 天为一疗程，小儿酌减。

片剂：口服。一次 4 ～ 6 片，一日 3 ～ 4 次，45 天为一疗程，小儿酌减。

【禁忌】 有出血症状者，禁止使用。

【注意事项】

1．服药期间，慎用植物蛋白类食物，如豆类等相关食品。

2．服药后大便每日 2 ～ 3 次为宜，超过 4 次者需减量服用。

【规格】

胶囊：每粒装 0.35g。

颗粒剂：每袋装 5g。

片剂：每片重 430mg。

【贮藏】 密封，防潮。

（八）湿浊证常用中成药品种

肾衰宁胶囊（颗粒、片）

见本病“湿热证常用中成药品种”。

海昆肾喜胶囊

【处方】褐藻多糖硫酸酯（FPS）。

【功能与主治】化浊排毒。用于慢性肾功能衰竭（代偿期、失代偿期和尿毒症早期）湿浊证，症见恶心，呕吐，纳差，腹胀，身重困倦，尿少，浮肿，苔厚腻。

【用法与用量】口服。一次2粒，一日3次；2个月为一疗程。餐后1小时服用。

【不良反应】个别患者服用后出现胃脘不适，纳差。

【注意事项】

1．在医师的指导下按主治证候用药，按时按量服用。

2．在医师的指导下，根据肾功能衰竭程度注意合理膳食。

3．本品可与对肾功能无损害的抗生素、抗高血压药、抗酸、补钙及纠正肾性贫血等药物同时使用。但是没有与ACEI类药物使用的经验。

4．对有明显出血征象者应慎用。

5．使用期间注意观察不良反应。

6．尚无老年人、儿童应用本品的临床研究资料。

【规格】每粒装0.22g（含褐藻多糖硫酸酯100mg）。

【贮藏】密封，室温保存。

【药理毒理】

·**抗凝血作用** FPS具有显著的抗凝血活性，对外源性及内源性凝血途径均具有良好的抑制作用[1]。FPS能够延长大鼠实验性出血时间并增加出血量，抑制大白兔体外诱导的血小板聚集，显示FPS具有明显的抗凝血和促纤溶的药理学活性，且具有浓度依赖性，可作为预防尿毒症血栓形成的有效药物[2]。

·**抗炎症作用** FPS 不仅能够通过选择性抑制激活蛋白 -1 减少南脂多糖和肿瘤坏死因子活化的巨噬细胞中氧化亚氮的表达，且可通过 P_{38} 促分裂素原活化蛋白激酶（MAPK）和 NF-KB 依赖两种途径进行信号转导影响一氧化氮表达[3]。褐藻多糖硫酸酯主要是通过对细胞膜上的选择素的抑制作用减少白细胞在炎症部位的游走和渗出，也可作为清道夫受体的配体或者调节炎症相关因子的生成而发挥抗炎作用[4]。

·**降低血糖及降血脂作用** FPS 对正常大鼠血糖无明显影响，但能明显降低实验性糖尿病大鼠血糖及血脂，提高糖耐量[5]。Noferr JR [6]等在 FPS 对饮食性高脂血症大鼠的影响实验中发现，给褐藻多糖硫酸酯的实验组的 TC、TG、LDL-C、LDL-C/HDL-C 及 TC/HDL-C 均显著降低，而 HDL-C 显著升高。FPS 具有促进肠蠕动，减少脂肪、胆固醇的吸收，促进三酰甘油、胆固醇的排泄而发挥减肥降脂作用并且能明显改善肥胖大鼠卵磷脂胆固醇脂酰基转移酶（LCAT），脂蛋白脂酶（LPL），胰脂肪酶（PL）活性，其降低血清 TG，TC 的机制可能通过提高 LCAT 活性，促进外周组织中游离的胆固醇转移到肝脏，并促进胆固醇转化为胆固醇酯，同时提高 LPL、PL 活性，催化 TG 水解成甘油和脂肪酸，并促进胆固醇的逆向转运和代谢，从而降低血清 TC[7]。

·**免疫调节作用** FPS 在动物中已证实能增强特异性免疫功能和非特异性免疫功能，可显著提高小鼠的细胞免疫和体液免疫功能，增强小鼠腹腔巨噬细胞的吞噬能力。王文涛等[8]发现其可增强正常小鼠体内外淋巴细胞增殖反应。促进小鼠体内巨噬细胞产生 IL-1、淋巴细胞产生 IL-2，对正常小鼠自然杀伤细胞活性和溶血素生成等亦有一定的促进作用。

·**抗氧化作用**　褐藻多糖硫酸酯对草酸盐引起的大鼠肾脏过氧化损伤具有保护作用[9]。褐藻多糖硫酸酯能够提高老年小鼠超氧化物歧化酶（SOD）、谷胱甘肽过氧化物酶（GSH-Px）活力，降低丙二醛（MDA）含量，具有一定清除自由基作用，其特有的组分为有效清除自由基，提高抗氧化酶活性提供了重要基础[10]。

·**急性毒性试验**　小鼠灌胃给药最大耐受量 4g/kg 相当与人600mg/ 日的 300 倍；长毒试验（6个月）：FPS 以 2.5、0.9、0.3g/kg/日给大鼠灌胃 6 个月及恢复期 1 个月。除对凝血时间延长外其它指标均无明显影响，脏器系数、病理组织学检查也未发现明显的病理变化。

【临床报道】

1. 将 204 例 CRF 患者随机分成 2 组，治疗组 102 例在传统西医治疗的基础上加用海昆肾喜胶囊，每次 2 粒，3次 / d 口服，对照组 102 例只给予传统西医治疗。结果：治疗组各种症状均有明显改善，显效和有效 93 例，无效 9 例，总有效率为 91.18%，对照组显效和有效 65 例，无效 66 例，总有效率 64.70%。比较有显著差异（P＜0.05）；治疗组 Scr 和 BUN 明显下降，治疗前后比较差异有显著性（P＜0.01）；治疗组 RBC 和 Hb 均明显升高，治疗前后比较差异有显著（P＜0.01 和 P＜0.05）；治疗效果以 CRF代偿期和失代偿期为好，而 CRF 尿毒症期效果差。结论：海洋中药海昆肾喜胶囊与传统西医结合治疗 CRF，能改善临床症状和肾功能，从而延缓 CRF 的进展[11]。

2. 慢性肾功能不全患者 69 例，随机分为治疗组 35 例和对照组 34 例 Scr133 ～ 442μmol/L，观察组常规治疗基础上，口服海昆肾喜胶囊 2 粒 / 次，3 次 / 日；对照组常规治疗基础上，口服金水宝胶囊 5 粒 / 次，3 次 / 日。结果：显效和有效 33 例，无效 2 例，总有效率 91.4%。对照组显效和有效 21 例，无效 13 例，总有效率 61.8%，两组比较差异显著（P ＜ 0.05）。结论：海昆肾喜可显著降低 Scr、BUN 水平，提高 Ccr 水平，显著改善患者的肾功能，延缓慢性肾功能不全的发展，提高患者生活质量，疗效较好[12]。

【参考文献】

[1] 王春玲，张全斌. 褐藻多糖硫酸酯抗凝血活性的研究 [J]. 中国海洋药物，2005，24（5）：36-38.

[2] 彭波，项辉，赵金华，等. 褐藻多糖硫酸酯影响血小板聚集及血栓形成 [J]. 中山大学学报论丛，2002，22（1）：236-240.

[3]Nakamum T, Suzuki H, Wads Y, et al.Fucoidan induces nitric oxide production via p38 mitogen-aetivatedprotein kinase and NF-kappaB-dependent signaling pathways through macrophage scavengerreceptors[J].Biochemical and Biophysical Research Communications, 2006, 343（1）: 286-294.

[4] 崔艳秋，罗鼎真，王晓民. 褐藻多糖硫酸酯的抗炎与抗氧化活性研究进展 [J]. 药学学报，2008，43（12）：1186-1189.

[5] 王庭欣，王庭样，庞佳宏. 海带多糖降血糖、血脂作用的研究 [J]. 营养学报，2007，29（1）：99-100.

[6]Noferr JR, Geigenmimer S, C, et a1.High density lipoprotein-as-sociated Iysosphingolipids reduce E-seleetin expression inhuman endothelial ceus[J].Biochem Biophys Res Commun, 2003, 310（1）: 98-103.

[7] 高东丽，张欣洲．褐藻多糖硫酸酯生物学活性及肾脏保护作用机制研究进展 [J]. 中国中西医结合肾病杂，2011，12（6）：559-560.

[8] 王文涛，周金黄，邢善田，等．海藻硫酸多糖对正常及免疫低下小鼠的免疫调节作用 [J]. 中国药理学与毒理学杂志，1994，8（3）：199-202.

[9]Veena CK，Josephine A，Preetha SP，et al. Mitochondrial dysfunction in an animal model of hyperoxaluria：a prophylactic approachwith fucoidan. Eur J Pharmacol，2008，579（1-3）：330-336.

[10] 陆艳娟，李晓林，李晓梅，等．褐藻多糖硫酸酯对老龄小鼠抗氧化酶活性的实验研究 [J]. 中国老年学杂志，2006，26（9）：1220-1221.

[11] 王东海，韩亮，高运．海昆肾喜胶囊治疗慢性肾功能衰竭近期疗效观察 [J]. 中国医药，2007，2（3）：172-173.

[12] 王志忠，王亚平，司马欣元，等．海昆肾喜胶囊治疗慢性肾功能不全的疗效观察 [J]. 人民军医，2010，7（53）：503-504.

（九）水湿证常用中成药品种

五苓散（片、胶囊）

【处方】茯苓、泽泻、猪苓、肉桂、炒白术。

【功能与主治】温阳化气，利湿行水。用于阳不化气，水湿内停所致的水肿，症见小便不利、水肿腹胀、呕逆泄泻、渴不思饮。

【用法与用量】

散剂：口服。规格（1）、（2）一次6～9g，一日2次。

胶囊：口服。一次 3 粒，一日 2 次。

片剂：口服。一次 4 ~ 5 片，一日 3 次。

【注意事项】

1．湿热下注，气滞水停、风水泛溢所致水肿，主要表现为尿急尿痛尿频，口渴不思饮，小腹胀满，下肢浮肿按之凹陷，或因外感引发，怕冷发热者不宜服用。

2．孕妇慎用。

3．服药期间，不宜进食辛辣、油腻和煎炸类食物，以免助湿生热。

4．不宜与肾炎解热片、复方石韦片等同用。

【规格】

散剂：每袋装（1）6g，（2）9g。

胶囊：每粒装 0.45g。

片剂：每片重 0.35g。

【贮藏】密闭，防潮。

肾炎消肿片

【处方】桂枝、泽泻、陈皮、香加皮、苍术、茯苓、姜皮、大腹皮、黄柏、椒目、冬瓜皮、益母草。

【功能与主治】健脾渗湿，通阳利水。用于急、慢性肾炎脾虚湿肿证候。临床表现为肢体浮肿，晨起面肿甚，午后腿肿较重，按之凹陷，身体重困，尿少，脘胀食少，舌苔白腻，脉沉缓。

【用法与用量】口服。一次 4 ~ 5 片，一日 3 次。

【注意事项】急性肾炎风热证，舌边红，舌苔薄者不宜用。

【规格】片芯重 0.32g。

【贮藏】密闭。

（十）风湿证常用中成药品种

正清风痛宁片

【处方】盐酸青风藤碱。

【功能与主治】祛风除湿，活血通络，消肿止痛。用于风寒湿痹病，症见肌肉酸痛，关节肿胀、疼痛，屈伸不利，僵硬，肢体麻木；风湿与类风湿性关节炎见上述证候者。

【用法与用量】口服。一次 1 ~ 4 片，一日 3 次。

【禁忌】支气管哮喘、肝肾功能不全者禁用。

【注意事项】如出现皮疹，或发生白细胞减少等副作用时，应立即停药。

【规格】每片含盐酸青藤碱 20mg。

【贮藏】遮光，密闭保存。

雷公藤多苷片

【处方】雷公藤多苷。

【功能与主治】祛风解毒，除湿消肿，舒筋通络。有抗炎及抑制细胞免疫和体液免疫等作用。用于风湿热瘀，毒邪阻滞所致的类风湿性关节炎，肾病综合征，白塞氏三联征，麻风反应，自身免疫性肝炎等。

【用法与用量】口服。按体重每 1kg 每日 1 ~ 1.5mg，分 3 次饭后服用；或遵医嘱。

【禁忌】孕妇忌用。

【注意事项】

1．服药期间可引起月经紊乱，精子活力及数目减少，白细胞和血小板减少，停药后可恢复。

2．有严重心血管病和老年患者慎用。

【规格】 每片重 10mg。

【贮藏】 避光、置阴凉干燥处密闭保存。

【药理毒理】 本品有免疫抑制、抗炎、抗生育等作用。

·**免疫抑制作用** 本品具有免疫抑制作用，以抑制体液免疫作用为强，能抑制小鼠溶血素和溶血空斑生成及脾细胞对 LPS 的增值反应和特异花环的形成；对于小鼠脾细胞 ConA 刺激下生成 IL-2 的能力，本品也有抑制作用[1]。对 CD^+_4 细胞的抑-制作用强于对 CD^+_8 细胞[2]。临床对于体液免疫亢进、存在循环抗体或免疫复合物的疾病，如类风湿性关节炎（RA），系统性红斑狼疮（SLE）等，可使免疫球蛋白下降，类风湿因子、狼疮细胞、抗核抗体等滴度下降或转阴，总补体上升，免疫复合物降低[3]。

·**抗炎作用** 本品具有抗炎作用，能抑组胺、琼脂所致大鼠皮肤毛细血管通透性亢进和足肿胀，并能抑制棉球所致大鼠肉芽组织增生。本品抗炎作用以对炎症急性期的作用为强，对炎症晚期作用较弱[4]，体外本品能抑制培养的正常人及 RA 患者外周血单个核细胞 PGE_2 的产生[5]。

·**对实验性自身免疫病的影响** 本品对大鼠佐剂性关节炎（AA）有防治作用，能降低关节炎炎症指数，在减轻关节肿胀的同时可见血清 IL-1、IL-6 水平明显下降，关节液内 IL-1、IL-6、IL-8 及 TNF 含量均降低，可抑制脾细胞对 IL-6、IL-8 的诱生，还能使 AA 大鼠腹腔巨噬细胞释放 IL-6 及 IL-8 能力明显降低[6]。

· **对移植排斥反应的影响**　本品对多种器官移植的排斥反应均有抑制效果，如皮肤、骨髓、心脏、肾、肺、小肠及角膜等。能延长异基因骨髓移植（ABMT）小鼠的存活时间，延迟移植物抗宿主反应（GVHR）的发生，降低 ABMT 排斥率[7]；延长肾移植大鼠存活时间，同时抑制 ConA 诱导的脾淋巴细胞转化，降低外周血 sIL-2R 水平[8]。

· **抗生育作用**　本品具有强的抗生育作用[9]，有试验动物，其康雄性生育作用较抗雌性生育作用强[10-12]。本品阴囊皮肤局部应用，随剂量和时间的增加，可使雄鼠生育力降至零[13]。本品作用靶细胞为生精细胞，以精子细胞和精子为敏感，精母细胞次之，精原细胞敏感性较低。在本品作用下，可见附睾中精子数目减少，活率降低，畸形率上升；镜检可见睾丸曲细精管生精上皮细胞呈退行性改变，生精细胞消失，间质细胞增生[14, 15]。

· **其他作用**　本品对于大鼠阿霉素性肾病有防治作用，其降低肾病蛋白尿的主要机制在于肾小球电荷屏障的保护或修复[16]；对于大鼠柔红霉素性肾病及嘌呤霉素核苷肾病也均有保护作用[17]。本品能抑制肾小球系膜细胞合成超氧化物阴离子和过氧化氢，并能清除 GMC 合成的活性氧，提示其抗氧化作用可能在对该病的治疗上也起重要作用[18]。

· **毒性**　本品小鼠灌服 LD_{50} 为（159.7±14.3）mg/kg，腹腔注射为（94±8.2）mg/kg，大鼠 60 天灌服 30、60、90mg/kg，随剂量加大可见体重减轻、厌食、消瘦、衰弱，个别动物出现稀便、衰竭而死亡；但未见肝、肾损伤，仅见睾丸萎缩、胸腺重量减轻。大剂量至 15mg/kg 可引起厌食、白细胞下降，余仅见睾丸重量减轻[19]。有报道本品对 T 淋巴细胞有直接细胞毒作用并随剂量加大而加强，尤以对静止期 T 细胞毒性最强，对正在活化中的 T 细胞次之，而对活化后的 T 细胞作用较弱[20]。

本品体外对小鼠骨髓造血干细胞有明显抑制作用，ID_{50} 为 0.5mg/L，并随作用时间延长而抑制作用增强，作用在 8 小时内可逆[21]。对于小鼠和大鼠骨髓细胞微核率，本品于较低剂量或一次大剂量给药时无明显影响[22]，另有报道于本品抗生育剂量 [10mg/（kg·d）连续 8 周] 不引起染色体损伤[23]。对人外周 G0 期淋巴细胞微核率、核变形率和核破裂率均无明显影响，也未见剂量依赖性增加[24]。

本品在抗生育的同时未见致畸作用，三代雄性仔鼠外观及生殖器官未见异常[12]。

【参考文献】

[1] 朱应玉，杨雯 . 雷公藤多甙片治疗结节性红斑临床观察 [J]. 时珍国医医药，1998，9（6）：496.

[2] 吴福国，朱立军，崔莲仙，等 . 雷公藤总甙（TⅡ）对 IL-2 和 IL-2R 基因转录的影响 [J]. 中华微生物学和免疫学杂志，1993，13（3）：193.

[3] 林琳，姜济民，戴惠珍 . 介绍我国独创的新抗炎药物——雷公藤多甙片 [J]. 江苏医药，1985，155（3）：39.

[4] 郑家润，徐兰芳，马林，等 . 雷公藤总甙（TⅡ）药理作用探讨 [J]. 中国医学科学院学报，1983，5（1）：1.

[5] 程锦轩，代欢，史艳萍，等 . 雷公藤多甙治疗类风湿性关节炎的机制Ⅱ . 对细胞分泌 PGE2 的影响 [J]. 中国医学科学院学学报，1989，11（1）：36.

[6] 范祖森，曹容华，张庆殷，等 . 雷公藤多甙对大鼠佐剂性

关节炎治疗作用和免疫机制的研究 [J]. 中国药理学通报，1996，12（6）：527.

[7] 秦凤华，刑善田. 雷公藤抗移植排斥反应的研究. 周金黄，主编. 中药免疫药理学. 人民军医出版社，1994：194.

[8] 钱叶勇，石炳毅，梁春泉，等. 雷公藤多贰在大鼠肾移植模型中的实验研究 [J]. 中国泌尿外科杂志，1996，17（6）：338.

[9] 钱绍祯. 雷公藤的药理及抗生育作用 [J]. 江苏医药，1987，（12）：646.

[10] 郑家润，方家麟，徐兰芳，等. 雷公藤总贰（T Ⅱ）对生殖器官的影响 I. 对雄性大鼠的实验 [J]. 中国医学科学院学学报，1985，7（1）：1.

[11] 郑家润，方家麟，徐兰芳，等. 雷公藤总贰（T Ⅱ）对生殖器官的影响 Ⅱ. 对雌性大鼠的实验 [J]. 中国医学科学院学学报，1985，7（4）：256.

[12] 郑家润，方家麟，高纪伟，等. 雷公藤总贰（T Ⅱ）对生殖器官的影响 Ⅲ. 对小鼠生殖器官及生育能力影响的动态观察 [J]. 中国医学科学院学学报，1986，8（1）：19.

[13] 许烨，张晓光，张珠涛，等. 雷公藤多贰局部应用于大鼠阴囊皮肤的抗生育作用研究 [J]. 生殖与避孕，1993，13（4）：310.

[14] 钟昌奇. GTW 抗生育作用位点和超微病变探讨 [J]. 解剖学报，1987，18（1）：27.

[15] 叶惟三，黄玉苓，邓燕春，等. 雷公藤多贰及单体 T4 对大鼠精子发生影响的初步观察 [J]. 中国医学科学院学学报，1991，13（4）：231.

[16] 赵军宁，王晓东，彭龙玲，等. 雷公藤多贰预防大鼠肾病

的体视学研究 [J]. 中国药理学通报，1995，11（6）：468.

[17] 胡明昌，姜新猷. 雷公藤对柔红霉素性肾病大鼠影响的研究 [J]. 南京医学院学报，1990，10（3）：176.

[18] 胡明昌，姜新猷，王晓燕，等. 雷公藤影响大鼠肾小球系膜细胞产生活性氧的研究 [J]. 南京医学院学报，1993，13（2）：101.

[19] 郑家润，刘季和，徐兰芳，等. 雷公藤总甙（TⅡ）的毒性研究 [J]. 中国医学科学院学报，1983，5（2）：73.

[20] 吴福国，朱立平，王汛. 雷公藤总甙细胞毒性作用的流式细胞仪分析 [J]. 济宁医学院学报，1995，18（1）：1.

[21] 张雁云，张学光，张毅，等. 雷公藤多甙抑制小鼠骨髓造血细胞体外增殖的研究 [J]. 上海免疫学杂志，1997，17（2）：81.

[22] 陶沁，张寅恭，伏晓敏. 雷公藤多甙对小鼠骨髓细胞微核率的影响 [J]. 生殖与避孕，1990，10（4）：58.

[23] 钟昌奇，祁爱萍，刘启兰，等. 雷公藤多甙对大鼠血常规及微核出现率的影响 [J]. 药学通报，1988，23（1）：21.

[24] 沈维干. 雷公藤多甙诱发人外周 G0 期淋巴细胞微核率及核损伤的观察 [J]. 生物学杂志，1999，16（1）：28.

（十一）风热毒邪证常用中成药品种

银翘解毒丸（颗粒、胶囊、软胶囊、片）

【处方】金银花、连翘、薄荷、荆芥、淡豆豉、牛蒡子（炒）、桔梗、淡竹叶、甘草。

【功能与主治】疏风解表，清热解毒。用于风热感冒，症见发热头痛、咳嗽口干、咽喉疼痛。

【用法与用量】

丸剂：规格（1）浓缩蜜丸，规格（2）大蜜丸、水蜜丸，用芦根汤或温开水送服，一次1丸，一日2～3次。规格（3）浓缩丸，口服，一次0.7～0.8g，一日3次。

颗粒剂：开水冲服。规格（1）一次5g，规格（2）一次15g，一日3次；重症者加服1次。

胶囊：口服。一次4粒，一日2～3次。

软胶囊：口服。一次2粒，一日3次。

片剂：口服。规格（1）、（2）、（3）一次4片，一日2～3次。

【注意事项】

1．忌烟、酒及辛辣、生冷、油腻食物。

2．不宜在服药期间同时服用滋补性中成药。

3．风寒感冒者不适用，其表现为恶寒重，发热轻，无汗，鼻塞流清涕，口不渴，咳吐稀白痰。

4．有高血压、心脏病、肝病、糖尿病、肾病等慢性严重者、孕妇或正在接受其他治疗的患者，均应在医师指导下服用。

【规格】

丸剂：（1）每丸重3g，（2）每丸重9g，（3）每10丸重1.5g。

颗粒剂：（1）每袋装2.5g，（2）每袋装15g。

胶囊：每粒装0.4g。

软胶囊：每粒装0.45g。

片剂：（1）每片重0.3g，（2）素片每片重0.5g，（3）薄膜衣片每片重0.52g。

【贮藏】密封。

（十二）血瘀证常用中成药品种

活血通脉胶囊

【处方】水蛭。

【功能与主治】破血逐瘀，活血散瘀，通经，通脉止痛。用于癥瘕痞块，血瘀闭经，跌打损伤及高脂血症，见有眩晕、胸闷、心痛、体胖等属于痰瘀凝聚者。

【用法与用量】口服。一次 2～4 粒，一日 3 次，或遵医嘱。

【禁忌】孕妇禁用。

【注意事项】脾胃虚弱者慎用。

【规格】每粒装 0.25g。

【贮藏】密封。

血府逐瘀丸（口服液、胶囊）

【处方】柴胡、当归、地黄、赤芍、红花、炒桃仁、麸炒枳壳、甘草、川芎、牛膝、桔梗。

【功能与主治】活血祛瘀，行气止痛。用于气滞血瘀所致的胸痹、头痛日久、痛如针刺而有定处、内热烦闷、心悸失眠、急躁易怒。

【用法与用量】

丸剂：空腹，用红糖水送服。规格（1）大蜜丸，一次 1～2 丸；规格（2）水蜜丸，一次 6～12g；规格（3）水丸，一次 1～2 袋；规格（4）小蜜丸，一次 9～18g（45～90 丸），一日 2 次。

口服液：口服。一次 10ml，一日 3 次，或遵医嘱。

胶囊：口服。一次 6 粒，一日 2 次，一个月为一疗程。

【禁忌】孕妇禁用。

【注意事项】忌食辛冷食物。

【规格】

丸剂：（1）每丸重9g，（2）每60粒重6g，（3）每67丸约重1g，（4）每100丸重20g。

口服液：每支装10ml。

胶囊：每粒装0.4g。

【贮藏】密封。

附二

治疗慢性肾脏病的常用中成药简表

证型	药物名称	功　能	主治病证	用法用量	备注
脾胃虚弱证	香砂六君丸	益气健脾，和胃。	用于脾虚气滞，消化不良，嗳气食少，脘腹胀满，大便溏泄。	口服。规格（1）浓缩丸，一次12丸，一日3次；规格（2）、（3）、（4）水丸，一次6～9g，一日2～3次。	药典，基药，医保
	补中益气丸（颗粒）	补中益气，升阳举陷。	用于脾胃虚弱、中气下陷所致的的泄泻、脱肛、阴挺，症见体倦乏力、食少腹胀、便溏久泻。	丸剂：口服。规格（1）大蜜丸，一次1丸，一日2～3次；规格（2）浓缩丸，一次8～10丸，一日3次；规格（3）水丸，一次6g，一日2～3次。颗粒剂：口服。一次3g，一日2～3次。	丸剂：药典，基药，医保　颗粒剂：药典，基药，医保
	参苓白术散（丸、颗粒）	补脾胃，益肺气。	用于脾胃虚弱，食少便溏，气短咳嗽，肢倦乏力	散剂：口服。规格（1）、（2）、（3）一次6～9g，一日2～3次。丸剂：口服。一次6g，一日3次。颗粒剂：口服。一次6g，一日3次。	散剂：药典，基药，医保　丸剂：基药，医保

证型	药物名称	功能	主治病证	用法用量	备注
肺肾气虚证	补中益气丸（颗粒）	同前。	同前。	同前。	同前。
	玉屏风颗粒	益气，固表，止汗。	用于表虚不固，自汗恶风，面色㿠白，或体虚易感风邪者。	开水冲服。一次1袋，一日3次。	药典，基药，医保
	金水宝胶囊（片）	补益肺肾，秘精益气。	用于肺肾两虚，精气不足，久咳虚喘，神疲乏力，不寐健忘，腰膝酸软，月经不调，阳痿早泄；慢性支气管炎、慢性肾功能不全、高脂血症、肝硬化见上述证候者。	胶囊：口服。一次3粒，一日3次；用于慢性肾功能不全者，一次6粒，一日3次。片剂：口服。一次2片，一日3次；用于慢性肾功能不全者，一次4片，一日3次，或遵医嘱。	胶囊：药典，医保 片剂：药典，医保
肺肾气虚证	百令胶囊	补肺肾，益精气。	用于肺肾两虚引起的咳嗽、气喘、咯血、腰背酸痛；慢性支气管炎的辅助治疗。	口服。规格（1）一次5~15粒，规格（2）一次2~6粒，一日3次。	药典，医保
脾肾(气)阳虚证	金匮肾气丸（片）	温补肾阳，化气行水。	用于肾虚水肿，腰膝酸软，小便不利，畏寒肢冷。	丸剂：口服。规格（1）大蜜丸，一次1丸；规格（2）水蜜丸，一次4~5g（20~25粒），一日2次。片剂：口服。一次4片，一日2次。	基药，医保
	肾炎舒片（胶囊）	益肾健脾，利水消肿。	用于治疗脾肾阳虚、水湿内停所致的水肿，症见浮肿、腰痛、乏力、怕冷、夜尿多；慢性肾炎见上述证候者。	片剂：口服。一次6片，一日3次；小儿酌减。胶囊：口服。一次4粒，一日3次；小儿酌减。	胶囊：医保 片剂：药典，医保

证型	药物名称	功能	主治病证	用法用量	备注
肝肾阴虚证	六味地黄丸（颗粒、胶囊）	滋阴补肾。	用于肾阴亏损，头晕耳鸣，腰膝酸软，骨蒸潮热，盗汗遗精，消渴。	丸剂：口服。规格（1）大蜜丸，一次1丸，一日2次；规格（2）浓缩丸，一次8丸，一日3次；规格（3）水蜜丸，一次6g，一日2次；规格（4）、（5）、（6）小蜜丸，一次9g，一日2次。颗粒剂：开水冲服。一次5g，一日2次。胶囊：口服。规格（1）一次1粒，规格（2）一次2粒，一日2次。	丸剂：药典、基药、医保 胶囊：药典、基药、医保 颗粒：基药
	左归丸	滋肾补阴。	用于真阴不足，腰酸膝软，盗汗遗精，神疲口燥。	口服。一次9g，一日2次。	医保
肝肾阴虚证	杞菊地黄丸（胶囊、片）	滋肾养肝。	用于肝肾阴亏，眩晕耳鸣，羞明畏光，迎风流泪，视物昏花。	丸剂：口服。规格（1）大蜜丸，一次1丸，一日2次；规格（2）浓缩丸，一次8丸，一日3次；规格（3）水蜜丸，一次6g，一日2次；规格（4）、（6）小蜜丸，一次9g，一日2次；规格（5）小蜜丸，一次6g，一日2次。胶囊：口服。一次5~6粒，一日3次。片剂：口服。一次3~4片，一日3次。	药典，基药，医保
	大补阴丸	滋阴降火。	用于阴虚火旺，潮热盗汗，咳嗽咯血，耳鸣遗精。	口服。水蜜丸一次6g，一日2~3次；大蜜丸一次1丸，一日2次。	药典，医保

证型	药物名称	功能	主治病证	用法用量	备注
气阴两虚证	肾炎康复片	益气养阴，补肾健脾，清解余毒。	用于气阴两虚，脾肾不足，水湿内停所致的水肿，症见神疲乏力、腰膝酸软、面目、四肢浮肿、头晕耳鸣；慢性肾炎、蛋白尿、血尿见上述证候者。	口服。规格（1）一次8片，规格（2）一次5片，一日3次；小儿酌减或遵医嘱。	基药，医保
阴阳两虚证	金匮肾气丸（片）	温补肾阳，化气行水。	用于肾虚水肿，腰膝酸软，小便不利，畏寒肢冷。	丸剂：口服。规格（1）大蜜丸，一次1丸；规格（2）水蜜丸，一次4～5g（20～25粒），一日2次。片剂：口服。一次4片，一日2次。	基药，医保
	右归丸	温补肾阳，填精止遗。	用于肾阳不足，命门火衰，腰膝酸冷，精神不振，怯寒畏冷，阳痿遗精，大便溏薄，尿频而清。	口服。大蜜丸一次1丸，小蜜丸一次9g，一日3次。	药典，医保
湿热证	肾炎四味片	清热利尿，补气健脾。	用于湿热内蕴兼气虚所致的水肿，症见浮肿、腰痛、乏力、小便不利，慢性肾炎见上述候者。	口服。一次8片（小片或糖衣片），或一次4片（大片），一日3次。	药典，医保
	黄葵胶囊	清热利湿，解毒消肿。	用于慢性肾炎之湿热证，症见浮肿、腰痛、蛋白尿、血尿、舌苔黄腻等。	口服。一次5粒，一日3次；8周为一疗程。	医保

证型	药物名称	功能	主治病证	用法用量	备注
湿热证	尿毒清颗粒	通腑降浊，健脾利湿，活血化淤。	用于慢性肾功能衰竭，氮质血症期和尿毒症早期，中医辨证属脾虚湿浊证和脾虚血瘀证者。可降低肌酐、尿素氮，稳定肾功能，延缓透析时间。对改善肾性贫血，提高血钙、降低血磷也有一定的作用。	温开水冲服。一日四次，6、12、18 时各服 1 袋，22 时服 2 袋，每日最大服用量 8 袋，也另定服药时间，但两次服药间隔勿超过 8 小时。	基药，医保
	肾衰宁胶囊（颗粒、片）	益气健脾，活血化瘀，通腑泄浊。	用于脾胃气虚，浊瘀内阻，升降失调所引起的面色萎黄，腰痛倦怠，恶心呕吐，食欲不振，小便不利，大便黏滞；慢性肾功能不全见上述证候者。	胶囊：口服。一次 4～6 粒，一日 3～4 次，45 天为一疗程，小儿酌减。颗粒剂：开水冲服。一次 1 袋，一日 3～4 次，45 天为一疗程，小儿酌减。片剂：口服。一次 4～6 片，一日 3～4 次，45 天为一疗程，小儿酌减。	胶囊：药典，医保颗粒剂：医保片剂：医保
湿浊证	肾衰宁胶囊（颗粒、片）	同前。	同前。	同前。	同前。
	海昆肾喜胶囊	化浊排毒。	用于慢性肾功能衰竭（代偿期、失代偿期和尿毒症早期）湿浊证，症见恶心，呕吐，纳差，腹胀，身重困倦，尿少，浮肿，苔厚腻。	口服。一次 2 粒，一日 3 次；2 个月为一疗程。餐后 1 小时服用。	医保

续表

证型	药物名称	功能	主治病证	用法用量	备注
水湿证	五苓散（片、胶囊）	温阳化气，利湿行水。	用于阳不化气，水湿内停所致的水肿，症见小便不利、水肿腹胀、呕逆泄泻、渴不思饮。	散剂：口服。规格（1）、（2）一次6~9g，一日2次。胶囊：口服。一次3粒，一日2次。片剂：口服。一次4~5片，一日3次。	散剂：药典，基药，医保 片剂：基药，医保 胶囊：基药，医保
	肾炎消肿片	健脾渗湿，通阳利水。	用于急、慢性肾炎脾虚湿肿证候。临床表现为肢体浮肿，晨起面肿甚，午后腿肿较重，按之凹陷，身体重困，尿少，脘胀食少，舌苔白腻，脉沉缓。	口服。一次4~5片，一日3次。	医保
风湿证	正清风痛宁片	祛风除湿，活血通络，消肿止痛。	用于风寒湿痹病，症见肌肉酸痛，关节肿胀、疼痛、屈伸不利、僵硬、肢体麻木；风湿与类风湿性关节炎见上述证候者。	口服。一次1~4片，一日3次。	药典，医保
	雷公藤多苷片	祛风解毒，除湿消肿，舒筋通络。	有抗炎及抑制细胞免疫和体液免疫等作用。用于风湿热瘀，毒邪阻滞所致的类风湿性关节炎，肾病综合征，白塞氏三联征，麻风反应，自身免疫性肝炎等。	口服。按体重每1kg每日1~1.5mg，分3次饭后服用，或遵医嘱。	医保

续表

证型	药物名称	功能	主治病证	用法用量	备注
风热毒邪证	银翘解毒丸（颗粒、胶囊、软胶囊、片）	疏风解表，清热解毒。	用于风热感冒，症见发热头痛、咳嗽口干、咽喉疼痛。	丸剂：规格（1）浓缩蜜丸，规格（2）大蜜丸、水蜜丸，用芦根汤或温开水送服，一次1丸，一日2～3次。规格（3）浓缩丸，口服，一次0.7～0.8g，一日3次。颗粒剂：开水冲服。规格（1）一次5g，规格（2）一次15g，一日3次；重症者加服1次。胶囊：口服。一次4粒，一日2～3次。软胶囊：口服。一次2粒，一日3次。片剂：口服。规格（1）、（2）、（3）一次4片，一日2～3次。	片剂：药典，基药，医保 丸剂：药典，基药，医保
血瘀证	活血通脉胶囊	破血逐瘀，活血散瘀，通经，通脉止痛。	用于癥瘕痞块，血瘀闭经，跌打损伤及高脂血症，见有眩晕、胸闷、心痛、体胖等属于痰瘀凝聚者。	口服。一次2～4粒，一日3次，或遵医嘱。	医保
	血府逐瘀丸（口服液、胶囊）	活血祛瘀，行气止痛。	用于气滞血瘀所致的胸痹、头痛日久、痛如针刺而有定处、内热烦闷、心悸失眠、急躁易怒。	丸剂：空腹，用红糖水送服。规格（1）大蜜丸，一次1～2丸；规格（2）水蜜丸，一次6～12g；规格（3）水丸，一次1～2袋；规格（4）小蜜丸，一次9～18g（45～90丸），一日2次。口服液：口服。一次10ml，一日3次，或遵医嘱。胶囊：口服。一次6粒，一日2次，一个月为一疗程。	丸剂：基药，医保 胶囊：药典，基药，医保 口服液：基药

尿路感染

尿路感染是指各种病原微生物在尿路中生长、繁殖而引起的尿路感染性疾病。多见于育龄期妇女、老年人、免疫力低下及尿路畸形者。据感染部位，尿路感染可分为上尿路感染和下尿路感染，前者为肾盂肾炎，后者主要为膀胱炎。

膀胱炎占尿路感染的 60% 以上，主要表现为尿频、尿急、尿痛、排尿不适、下腹部疼痛等，部分患者迅速出现排尿困难，尿液混浊，并有异味，约 30% 出现血尿，一般无全身症状，少数患者出现腰痛、发热，但体温不超过 38.0℃。肾盂肾炎分为急性肾盂肾炎和慢性肾盂肾炎。急性肾盂肾炎可见发热、寒战、头痛、全身酸痛、恶心、呕吐等全身症状，体温多在 38.0℃以上，多为弛张热或间歇热，可见尿频、尿急、尿痛等泌尿系症状，查体可见一侧或两侧肋脊角或输尿管点压痛和肾区叩击痛。慢性肾盂肾炎临床表现复杂，全身及泌尿系统局部表现可不典型。急性肾盂肾炎时血常规白细胞升高，中性粒细胞增多，核左移，血沉可增快。慢性肾盂肾炎时可出现肾小球滤过率下降，血肌酐升高等。尿常规可见白细胞尿、血尿、蛋白尿。B 超、X 线腹平片等可了解尿路情况，及时发现有无尿路结石、梗阻、反流、畸形等导致尿路感染反复发作的因素。

现代医学临床常根据尿路感染的不同程度给予抗生素抗感染

治疗。本病属于中医"淋证"、"腰痛"范畴，多因肾虚，膀胱湿热，气化失司，水道不利所致。

一、中医病因病机分析及常见证型

中医学认为淋证的病因以膀胱湿热为主，其发生与日常饮食、情绪、劳倦、年龄等有密切关系。过食辛辣肥甘，嗜酒无度容易损伤脾胃酿成湿热，湿热邪气下侵膀胱导致淋证；肝主疏泄，平素性急易怒，恼怒伤肝致气郁化火，气火郁于下焦影响膀胱气化易发淋证；劳累过度，年老体弱可导致脾肾亏虚，中气下陷，下元不固，则小便淋沥不已。初起多为邪实之证，病久可由实转虚，也可见虚实夹杂。

临床上尿路感染的中医常见证型有热淋、石淋、血淋、气淋、劳淋之分，不同的淋证之间和同一淋证本身都存在相互转化，临床需仔细加以辨识。

二、辨证选择中成药

1. 热淋

（1）肺热壅盛证

【临床表现】小便频数，赤涩而痛，咳嗽痰黄，咳剧而遗，甚则发热，腰背疼痛，尿赤，点滴而下，舌苔薄黄，脉数。

【辨证要点】小便频急涩痛，咳嗽，发热，舌苔薄黄，脉数。

【病机简析】外感风热，风虽解而热郁于肺，肺为膀胱上源，上源热则下源不洁，膀胱气化失司，故小便频数，赤涩而痛。肺热壅阻，肺失清肃，热耗津液，故咳嗽痰黄而黏。肺热发于肌表及肾府，则发热、腰背疼痛。苔黄、脉数为热之征象。

【治法】清肺解表，清上洁下。

【辨证选药】可选用银花泌炎灵片、尿感宁颗粒等。

此类药物中多有车前子、木通、瞿麦、通草、灯芯草等清利膀胱之品；配合黄芩、栀子等清肺热之品，上源清，下源利，常收到良好效果。

（2）胃热脾湿证

【临床表现】小便涩痛难忍，尿热而急，口臭黏腻，牙痛纳呆，舌苔黄腻而秽，脉弦滑有力。

【辨证要点】小便热痛，口臭，牙痛，舌苔黄腻秽，脉弦滑有力。

【病机简析】脾胃为水谷之海、运化之源，脾升胃降，燥湿相济，若脾胃为湿热相害，脾失转运水精之功，不上归于肺而下流于膀胱，湿热熏蒸，则小便涩痛难忍，尿热而急；胃火循经上攻则口臭、牙痛；脾阳为湿所困则口腻、纳呆。舌苔黄腻，脉弦滑皆为胃热脾湿之象。

【治法】清胃醒脾，化湿利尿。

【辨证选药】可选用四妙丸、热淋清胶囊等。

本类药物中多有黄柏、苍术等清热燥湿，对湿热下流之证有很好疗效。

（3）肝经湿热证

【临床表现】小便淋漓，尿痛，痛引胁下，或见阴肿，烦躁易怒，苔黄腻，脉弦数。

【辨证要点】小便淋漓涩痛，痛引胁下，易怒，苔黄腻，脉弦数。

【病机简析】若肝经湿热或肝胆湿热蕴结，沿肝经逆行下注阴部，则小便淋漓或有阴肿；两胁属肝，则见痛引胁下；湿热伤肝，肝失疏泄则烦躁易怒。苔黄腻，脉弦属肝经湿热之征。

【治法】清利肝胆，利湿通淋。

【辨证选药】可选用龙胆泻肝丸等。

此类药物多以栀子、车前子、龙胆草、泽泻、苦参等组成，有良好的清肝泻火，渗利湿热，通淋的作用。

（4）膀胱湿热证

【临床表现】小便频数，点滴而下，尿色黄赤，灼热刺痛，痛引脐中，或伴腰痛拒按，或见寒热口苦，恶心呕吐，或兼大便秘结，苔黄腻，脉滑数。

【辨证要点】小便黄热刺痛，痛引脐中，腰痛拒按或大便秘结。

【病机简析】湿热邪毒客于膀胱，气化失司，水道不利，火性急迫则小便频急；湿热熏蒸，气机不利则尿黄、尿痛；腰为肾府，湿热上逆犯肾则腰痛拒按；热邪波及大肠则大便秘结；苔黄腻，脉滑数均为湿热之象。

【治法】清热解毒，利湿通淋。

【辨证选药】可选用八正合剂、清热通淋丸、复方石韦片、肾安胶囊、尿感宁颗粒、癃清片（胶囊）等中成药物。

此类药物组方中多用木通、车前、萹蓄、瞿麦、滑石等利湿通淋，大黄、栀子清热泻火，可发挥良好清热利湿，利尿通淋的作用。

2. 血淋

（1）下焦热盛证

【临床表现】小便热涩刺痛，痛剧，尿色深红或夹血丝或血块，面色红赤，甚则发热，腰热、口渴、便秘，皮下瘀斑，舌红或红绛有刺，脉数急。

【辨证要点】小便痛剧，尿色深红或夹血丝或血块，面红发热，皮下瘀斑，舌红脉数。

【病机简析】热入营血或湿热之邪下注膀胱，热盛伤络，迫血妄行则见尿红；热灼尿道，则排尿疼痛；血为热结可见血块，血块阻塞尿路可见疼痛加剧；血行全身，血热在上则面色红赤，在下则腰部热痛，在肌肤则皮下瘀斑；舌红绛有刺，脉数均为血中热盛之象。

【治法】清热凉血，止血通淋。

【辨证选药】可选用宁泌泰胶囊、血尿安胶囊、三金片等药物。

方中黄连、黄芩、虎杖、连翘等清热利湿解毒；猪苓、石韦、车前子清热利湿通淋；白茅根、生地凉血止血。

（2）心火移热小肠证

【临床表现】小便赤涩疼痛，色红，心烦失眠，口舌生疮，舌尖红苔黄，脉滑数。

【辨证要点】小便赤涩疼痛，心烦失眠，口舌生疮，舌尖红苔黄，脉滑数。

【病机简析】小肠泌清别浊，浊归膀胱，与心互为表里，若心火亢盛移热于小肠，小肠转输功能障碍，故小便赤涩刺痛，尿频色红；心火盛，热扰神明，则心烦失眠；舌为心窍，心热上炎则口舌生疮。舌尖红，脉滑数均为心火有余之象。

【治法】清心火，导炽热。

【辨证选药】临床可选用导赤丸、五淋丸、分清五淋丸、泌淋清胶囊等。

此类药物多以生地、竹叶、木通、灯芯、黄芩、连翘、白花蛇舌草等组成，有很好的清热利湿，泻火解毒作用。

（3）阴虚火旺证

【临床表现】尿色淡红，尿痛涩滞不显者，或见心烦；腰酸膝软，神疲乏力，舌质淡红，苔黄，脉细数。

【辨证要点】尿色淡红，心烦，腰酸膝软，神疲乏力，舌淡红，脉细数。

【病机简析】病延日久，肾阴不足，虚火扰络，络伤血溢，则可见尿色淡红，涩痛不明显，腰膝酸软，为血淋之虚证。

【治法】滋阴清热，补虚止血。

【辨证选药】可选用知柏地黄丸等。

此类药物多以生地、蒲黄、当归、木通、琥珀、知母、黄柏等组成，有很好的补虚止血，滋阴清热作用，配合利湿通淋药物可达到理想效果。

（4）血瘀阻脉证

【临床表现】小便淋漓，尿时痛如刀割，尿血色紫黯有血块，小腹硬满，或腹部触及肿物，面色黧黑，皮肤甲错，苔薄白或腻，舌质黯或有瘀斑，脉沉弦或弦涩。

【辨证要点】小便淋漓，尿时痛如刀割，尿血色紫黯有血块，舌质黯或有瘀斑，脉沉弦或弦涩。

【病机简析】肾与膀胱气血瘀滞，阻于经脉，血液流行不畅，破脉而入肾及膀胱，瘀甚则血色紫黯，血块等从尿道解出，故小便淋漓，尿时痛如刀割。血液瘀滞于肾，可触及肿块；血液瘀于膀胱则小腹硬满；血涩不行，不能润泽脸面肌肤，则面色黧黑、肌肤甲错。脉沉弦或弦涩，舌黯有瘀斑，均是瘀血之征。

【治法】祛瘀软坚，活血止血。

【辨证选药】可选用大黄蟅虫丸、复肾宁片等。

此类中成药组成多有桃仁、当归、蟅虫、水蛭、王不留行等破血通瘀，软坚散结药物，有很好的祛瘀软坚，活血止血作用。

3. 气淋

（1）肝气郁滞证

【临床表现】小便滞涩，淋沥不畅，少腹或会阴部胀痛，或有腰胁疼痛，引至少腹或阴部，或睾丸疼痛，苔薄白，脉弦滑。

【辨证要点】小便滞涩淋沥，少腹或会阴部胀痛，苔薄白，脉弦滑。

【病机简析】情志不畅，肝失调达，气机郁结，少腹为肝经循行之处，气滞不化，膀胱气化不利，故小便涩滞，淋沥不畅，少腹会阴胀痛；腰为肾府，胁为肝位，气滞则腰部、胁肋疼痛并见睾丸、会阴等部位胀痛。苔薄白，脉弦滑为肝气郁滞之征。

【治法】疏理气机，通淋导滞。

【辨证选药】可选用柴胡舒肝丸、沉香化气丸等。

此类中成药中多由柴胡、沉香、木香、芍药、川芎，枳壳的等疏肝理气之品组成，配合利湿通淋中成药有很好的治疗效果。

（2）气虚失摄证

【临床表现】少腹坠胀，或有两肾下垂，尿出无力而常有淋沥不尽，滞涩难出，甚则有失禁，四肢无力，面色㿠白，舌质淡，脉虚弱无力。

【辨证要点】尿有余沥，或失禁，少腹坠胀，四肢无力，舌淡脉细。

【病机简析】淋证日久不愈，或过用苦寒之品，耗伤中气，气虚下陷，故少腹坠胀，或有两肾下垂；气虚膀胱摄纳与排泄失常，气不足则解尿无力，气失司则淋沥不尽，气不固则尿有失禁。四肢无力，面色㿠白，舌淡脉虚均为脾气不足，气血亏虚之征。

【治法】补中益气。

【辨证选药】可选补中益气丸（颗粒）、参苓白术散（丸、颗粒）等药物。

此类中成药常选用白术、人参、黄芪等药物健脾益气，陈皮、柴胡、桔梗等利气疏导，从而达到利气疏导，补中益气的作用。

4. 石淋

【临床表现】尿中夹砂石，小便艰涩，或排尿时突然中断，尿道窘迫疼痛，少腹拘急，或腰腹绞痛难忍，甚则牵及外阴，尿中带血，舌红，苔薄黄，脉弦或带数。若病久砂石不去，可伴见面色少华，精神萎顿，少气乏力，舌淡边有齿印，脉细而弱；或腰腹隐痛，手足心热，舌红少苔，脉细带数。

【辨证要点】以小便排出砂石为主症，或者尿时突然中断，尿道涩痛，或者腰腹绞痛难忍。

【病机简析】湿热下注，煎熬尿液，结为砂石，故为石淋。砂石不能随尿排出，则小便艰涩，尿时疼痛；如砂粒较大，阻塞尿路，则尿时突然中断，并因阻塞不通致疼痛难忍；结石损伤脉络，则见尿中带血；初起阴血未亏，湿热偏盛，故舌质红，苔薄黄，脉弦或带数。久则阴血亏耗，伤及正气，或为阴虚，或为气虚，而表现为虚实夹杂之证，阴虚者，腰酸隐痛，手足心热，舌质红，少苔，脉细带数；气虚者，面色少华，精神萎顿，少气乏力，舌质淡边有齿印，脉细而弱。

【治法】清热利湿，排石通淋。

【辨证选药】可选复方金钱草颗粒、泌石通胶囊、结石通片、

琥珀消石颗粒、排石颗粒、消石片、金砂五淋丸、肾石通颗粒
（丸）等药物。

此类中成药多由通草、滑石、金钱草、海金沙、鸡内金、石
韦等药物组成，有良好的清热利湿，排石通淋的作用。

5. 劳淋

（1）肝肾阴虚证

【临床表现】 腰痛隐隐，小便淋漓，尿后隐痛，急躁易怒、眩
晕，血压偏高，五心烦热或午后低热，颧红，盗汗，咳嗽，舌红
少苔，脉弦细数。

【辨证要点】 小便淋漓，腰膝酸软，急躁易怒，午后低热，颧
红，盗汗，舌红少苔，脉细数。

【病机简析】 淋证日久，邪气伤正，肾水不足，虚火内灼，故
腰痛隐隐，小便淋漓，尿痛不舒；肝肾同源，水不涵木，肝体阴
用阳易致阴虚阳亢，可见急躁易怒、头晕、血压偏高；水亏火
旺上扰，故午后低热，颧红盗汗。舌红少苔，脉细数为阴虚火旺
之象。

【治法】 滋肾育阴，清热泻火。

【辨证选药】 可选用大补阴丸、左归丸等药物。

此类成药中多以熟地、山药、山萸肉、龟板、枸杞等滋育肾
阴，黄柏、知母等清热泻火。

（2）脾肾阳虚证

【临床表现】 小便频数，便意不尽，尿痛不重，胃脘冷痛，四
肢不温，神疲乏力，每因劳累则有腰膝酸痛，或有轻度浮肿，大
便溏薄，面色无华，舌质淡，苔薄白，脉沉细无力。

【辨证要点】 小便频数，尿痛不重，胃脘冷痛，神疲肢冷，便

溏，舌淡，脉无力。

【病机简析】劳倦伤脾，脾气不足，气损及阳，阳衰寒胜，脾气不运，阳气不化，膀胱气化无力，故小便频数，便意不尽，尿痛不重；脾阳不振，运化无力，大便溏薄，中阳虚寒，内不暖胃，外不温肤，故胃脘冷痛；面色无华，舌淡苔薄脉无力，均为阳气不足之象。

【治法】健脾温肾，益气通淋。

【辨证选药】可选用无比山药丸、萆薢分清丸、附子理中丸等药物。

此类药物组成多以附子、茯苓、白术、干姜、甘草、党参为主，有良好的补虚散寒，健运中焦作用。

（3）阴阳两虚证

【临床表现】腰痛绵绵，小便淋漓不已，尿痛不著，四肢欠温，五心烦热，面色少华，大便时干时溏，每因劳累则发生尿频、急、热、痛。舌质偏淡，苔薄白，脉沉细。

【辨证要点】腰痛绵绵，小便淋漓不已，四肢欠温，舌淡脉细。

【病机简析】老年肾虚或房劳过度，肾气耗伤，下元虚惫，清浊不分而为淋，故小便淋漓不已，尿痛不著；病久肾虚则腰痛绵绵；肾气亏虚，耗及肾阳，衰惫不振，则四肢欠温，面色少华，甚则畏寒怯冷，小便清长。舌淡苔薄，脉沉细等均是肾阳不足之征。

【治法】阴阳双补，温肾通淋。

【辨证选药】可选用右归丸、金匮肾气丸（片）等药物。

此类药物多由附子、肉桂、鹿角胶、杜仲、菟丝子、枸杞、茯苓、泽泻、白术等组成，有良好的温补下元，阴阳双补作用。

三、用药注意

辨证选药是治疗尿路感染取得疗效的关键，同时应注意调护，防止反复发作。日常生活中应注意锻炼身体，增强体质，保持乐观心绪，不要忍尿、纵欲过劳，注意保持外阴清洁，避免不必要的导尿及泌尿道器械操作，消除各种外邪入侵和湿热内生的因素，是预防淋证发病及病情反复的关键。尿路感染患者应多饮水，饮食宜清淡，忌肥腻香燥、辛辣之品；注意休息，有利于恢复。

附一

常用治疗尿路感染的中成药药品介绍

（一）热淋常用中成药品种

银花泌炎灵片

【处方】金银花、半枝莲、扁蓄、瞿麦、石韦、木通、车前子、淡竹叶、桑寄生、灯芯草。

【功能与主治】清热解毒，利湿通淋。用于急性肾盂肾炎，急性膀胱炎，下焦湿热证，症见发热恶寒、尿频急、尿道刺痛或尿血、腰痛等。

【用法与用量】口服。一次4片，一日4次。2周为一个疗程。可连服3个疗程，或遵医嘱。

【禁忌】孕妇禁用。

【注意事项】哺乳期妇女慎用。

【规格】每片重 0.5g。

【贮藏】密封。

尿感宁颗粒

【处方】白花蛇舌草、萹蓄、大青叶、淡竹叶、地黄、茯苓、甘草、海金沙藤、黄柏、瞿麦。

【功能与主治】清热解毒，利水通淋。用于尿道炎，膀胱炎，急、慢性肾盂肾炎。

【用法与用量】开水冲服。一次 12g（1 袋），一日 3～4 次。

【注意事项】劳淋者不宜用。

【规格】每袋装 12g。

【贮藏】密封，防潮。

四妙丸

【处方】苍术、黄柏（盐炒）、牛膝、薏苡仁。

【功能与主治】清热利湿。用于湿热下注所致的痹病，症见足膝红肿，筋骨疼痛。

【用法与用量】口服。一次 6g，一日 2 次。

【禁忌】虚寒痿证、带下、风寒湿痹等忌用。

【注意事项】孕妇慎用。

【规格】每 15 粒重 1g。

【贮藏】密封，防潮。

热淋清胶囊（颗粒）

【处方】头花蓼。

【功能与主治】清热泻火，利尿通淋。用于下焦湿热所致的热淋，症见尿频、尿急、尿痛；尿路感染、肾盂肾炎见上述证候者。

【用法与用量】

胶囊：口服，饭后半小时服用。一次 4 ～ 6 粒，一日 3 次。

颗粒剂：开水冲服。一次 1 ～ 2 袋，一日 3 次。

【注意事项】不良反应尚不明确。

【规格】

胶囊：每粒装 0.3g。

颗粒剂：每袋装（1）4g（无蔗糖），（2）8g。

【贮藏】密封。

龙胆泻肝丸

【处方】龙胆、柴胡、黄芩、栀子（炒）、泽泻、木通、车前子（盐炒）、当归（酒炒）、地黄、炙甘草。

【功能与主治】清肝胆，利湿热。用于肝胆湿热，头晕目赤，耳鸣耳聋，耳肿疼痛，胁痛口苦，尿赤涩痛，湿热带下。

【用法与用量】口服。规格（1）大蜜丸，一次 1 ～ 2 丸；规格（2）水丸，一次 3 ～ 6g，一日 2 次。

【注意事项】

1. 孕妇，年老体弱，大便溏软者慎用。

2. 忌食辛辣刺激性食物。

3. 服本药时不宜同时服滋补性中成药。

4. 有高血压、心律失常、心脏病、肝病、肾病、糖尿病等慢性病严重者，以及正在接受其他治疗的患者，应在医师指导下服用。

【规格】（1）每丸重 6g，（2）每 100 粒重 6g。

【贮藏】密封。

八正合剂

【处方】瞿麦、车前子（炒）、萹蓄、大黄、滑石、川木通、栀子、甘草、灯心草。

【功能与主治】清热，利尿，通淋。用于湿热下注，小便短赤，淋沥涩痛，口燥咽干。

【用法与用量】口服。一次 15～20ml，一日 3 次，用时摇匀。

【禁忌】孕妇忌用。

【注意事项】

1．本品不宜与附子，肉桂等温热药同用。

2．颜面色白、神疲乏力、腰膝酸软、小腹胀满或坠胀、心情不畅或劳累后小便不畅加重者不宜使用。

3．服药期间饮食宜清淡，忌油腻之品及烟酒等刺激物品，以免加重病情。

4．胃肠不适、便稀、腹泻者忌用。

5．久病体虚者、儿童及老年人慎用。

6．不可过量、久服，以免损伤消化系统。

【规格】每瓶装（1）100ml，（2）120ml，（3）200ml。

【贮藏】密封，置阴凉处。

【药理毒理】

·**抗菌作用**　将大肠杆菌注入小鼠膀胱后，八正合剂灌胃给药可显著降低大肠杆菌上行感染肾脏的带菌剖面百分率，显著提高小鼠巨噬细胞吞噬率和吞噬指数，八正合剂治疗泌尿系统感染性疾病的作用机制主要与其增强巨噬细胞吞噬功能、清除尿路细菌有关[1]。

·**利尿作用** 八正合剂的通淋利尿机理与其对输尿管管腔的扩张作用和增强输尿管推进性蠕动作用有关，其增强输尿管蠕动作用可能强于扩张管径作用[2]。

【临床报道】选择门诊非淋菌性尿道炎患者 85 例，采用随机对照分组试验，其中治疗组 43 例，对照组 42 例，治疗组内服八正合剂联合强力霉素片，对照组单服强力霉素片，2 周后，治疗组的痊愈率为 95.3%，对照组为 52.3%，两组比较差异有显著性（ χ^2=5.52，$P < 0.05$）；治疗组的总有效率 95.3%，对照组的总有效率为 78.6%，两组比较差异有显著性（ χ^2=3.29，$P < 0.05$），两组均未见明显不良反应。结论：八正合剂联合强力霉素片治疗非淋菌性尿道炎疗效显著[3]。

【参考文献】

[1] 杨丽娟，刘如意，任会勋，等 . 八正合剂药理作用的实验研究 [J]. 河南中医学院学报，2005，20（121）：16-17.

[2] 吴捷，杨银京，曹舫 . 八正合剂对家兔尿量和离体输尿管平滑肌舒缩功能的影响 [J]. 中国中西医结合杂志，2002，22（4）：289-291.

[3] 余嘉明 . 八正合剂联合强力霉素片治疗非淋菌性尿道炎疗效观察 [J]. 中国热带医学，2010，10（12）：1520-1521.

清热通淋丸

【处方】爵床、苦参、白茅根、硼砂。

【功能与主治】清热，利湿，通淋。用于下焦湿热所致热淋，症见小便频急、尿道刺痛、尿液浑浊、口干苦等，以及急性下尿路泌尿系感染见于上述证候者。

【用法与用量】口服。一次 10 丸，一日 3 次，2 周为一个疗程。

【注意事项】

1．肾功能不良者注意定期复查。

2．虚证慎用。

【规格】每丸重 0.16g，每袋装 30 丸，每盒装 3 袋。

【贮藏】密封，置阴凉处。

复方石韦片

【处方】石韦、扁蓄、苦参、黄芪。

【功能与主治】清热燥湿，利尿通淋。用于下焦湿热所致热淋，症见小便不利、尿频、尿急、尿痛、下肢浮肿。急性肾小球肾炎、肾盂肾炎、膀胱炎、尿道炎见上述证候者。

【用法与用量】口服。一次 5 片，一日 3 次。

【注意事项】

1．凡水肿由外感引发，眼睑先肿继而累及全身，腰膝酸软无力，倦怠乏力，食少腹胀，大便稀或不成形者不宜使用。

2．不宜与麻黄，桂枝等辛温药物同用。

3．本品苦寒，易伤正气，体质虚寒者慎用。

4．服药期间饮食宜清淡、低盐、低脂，忌饮酒、食油腻及辛辣食品，以免助湿生热。

【规格】（1）薄膜衣片，每片重 0.4g；（2）糖衣片，片芯重 0.4g。

【贮藏】密封。

【药理毒理】复方石韦片对小鼠体内大肠埃希氏菌致死感染、抗变形杆菌感染有一定的保护作用，有明显的抗菌、抗炎作用，对引起泌尿系统感染的常见细菌有抑制作用，并能提高机体对细菌内毒素的耐受能力。对角叉菜胶局部注射引起的急性炎症以及埋植棉球产生的肉芽肿的慢性炎症模型均有十分明显的抑制作用[1]。

【临床报道】将80例尿路感染患者随机分成两组，对照组给予加替沙星片；治疗组加用复方石韦片。治疗组痊愈29例，显效8例，有效率为92.5%，对照组痊愈24例，显效6例，有效率为75%。两组有效率比较有明显差异（$P < 0.05$）。口服加替沙星联合复方石韦片治疗尿路感染提高了有效率，缩短了药物治疗时间，从而降低了耐药性的产生[2]。

【参考文献】

[1] 吴金英，孙建宁. 复方石韦片主要药效学实验研究 [J]. 中成药，2000，22（6）：428-431.

[2] 李博鑫. 加替沙星片联合复方石韦片治疗尿路感染疗效分析 [J]. 中国现代药物应用，2011，5（6）：141-142.

肾安胶囊

【处方】石椒草、肾茶、黄柏、白茅根、茯苓、白术、金银花、黄芪、甘草、灯心草、淡竹叶、泽泻。

【功能与主治】清热解毒，利尿通淋。用于湿热蕴结所致淋证，症见小便不利，淋沥涩痛，下尿路感染见上述证候者。

【用法与用量】口服。一次 1 ~ 2 粒，一日 3 次；饭前服用。

【注意事项】孕妇慎用。

【规格】每粒装 0.4g。

【贮藏】密封。

癃清片

【处方】泽泻、车前子、败酱草、金银花、牡丹皮、白花蛇舌草、赤芍、仙鹤草、黄连、黄柏。

【功能与主治】清热解毒，凉血通淋。用于下焦湿热所致的热淋，症见尿频、尿急、尿痛、腰痛、小腹坠胀；亦用于慢性前列腺炎湿热蕴结兼瘀血证，症见小便频急，尿后余沥不尽，尿道灼热，会阴少腹腰骶部疼痛或不适等。

【用法与用量】口服。一次 6 片，一日 2 次；重症一次 8 片，一日 3 次。

【注意事项】体虚胃寒者不宜服用。

【规格】每片重 0.6g。

【贮藏】密封。

【临床报道】将 80 例老年下尿路感染患者随机分为癃清片组和左旋氧氟沙星片组，每组 40 例。癃清片组口服癃清片 6 片 / 次，3 次 / 日；左旋氧氟沙星片组口服左旋氧氟沙星 100mg/ 次，2 次 / 日，均 3 周为 1 个疗程。结果癃清片与左旋氧氟沙星治疗下尿路感染的总有效率、尿常规异常、菌尿及尿沉渣计数复常率均无明显差异（均 $P < 0.05$），2 组均可明显改善尿道刺激症状[1]。

【参考文献】

[1] 喻业安，夏瑗瑜，李相友，等. 癃清片治疗老年患者下尿路感染临床研究 [J]. 天津医药，2012，34（12）：899-900.

（二）血淋常用中成药品种

宁泌泰胶囊

【处方】四季红、芙蓉叶、仙鹤草、大风藤、白茅根、连翘、三颗针。

【功能与主治】清热解毒，利湿通淋。用于湿热蕴结所致淋证，症见小便不利，淋漓涩痛，尿血，以及下尿路感染、慢性前列腺炎见上述证候者。

【用法与用量】口服。一次 3 ~ 4 粒，一日 3 次；7 天为一个疗程，或遵医嘱。

【注意事项】孕妇慎服。

【规格】每粒装 0.38g。

【贮藏】密封。

血尿安胶囊

【处方】白茅根、小蓟、肾茶、黄柏。

【功能与主治】清热利湿，凉血止血。用于湿热蕴结所致的尿血，尿频，尿急，尿痛，泌尿系感染见上述证候者。

【用法与用量】口服。一次 4 粒，一日 3 次。

【注意事项】孕妇慎服；服药期间慎用辛辣香躁食物。

【规格】每粒装 0.35g。

【贮藏】密封，置阴凉干燥处保存。

三金片

【处方】金樱根、菝葜、羊开口、金沙藤、积雪草。

【功能与主治】清热解毒，利湿通淋，益肾。用于下焦湿热所致的热淋、小便短赤、淋沥涩痛、尿急频数；急慢性肾盂肾炎、膀胱炎、尿路感染见上述证候者。

【用法与用量】口服。规格（1）一次5片，规格（2）一次3片，一日3～4次。

【注意事项】

1．平时急躁易怒或情绪抑郁的肝脾气滞型，或劳累后易复发，疼痛不明显，疲倦乏力，腰膝酸软的脾肾两虚型患者不宜使用。

2．服药期间饮食宜清淡，忌辛辣油腻食品及烟酒刺激物品。

3．注意多饮水，避免过度劳累。

【规格】（1）每片相当于原药材2.1g，（2）每片相当于原药材3.5g。

【贮藏】密封。

【临床报道】将非淋球菌性尿道炎患者110例，随机分为新疗法治疗组53例和常规疗法对照组57例，新疗法治疗组用阿奇霉素联合三金片口服，常规疗法治疗组仅口服阿奇霉素。阿奇霉素组有效率66.67%，阿奇霉素＋三金片组有效率82.02%，阿奇霉素＋三金片组的患者尿道刺激症状较阿奇霉素组更早消失，在用药2、3天后即感症状明显减轻[1]。

【参考文献】

[1] 黄辉，柳小琴．阿奇霉素联合三金片治疗非淋球菌性尿道炎疗效观察 [J]．中国社区医师·医学专业，2012，14（307）：133.

导赤丸

【处方】连翘、黄连、栀子（姜炒）、关木通、玄参、天花粉、赤芍、大黄、黄芩、滑石。

【功能与主治】清热泻火，利尿通便。用于火热内盛所致的口舌生疮、咽喉疼痛、心胸烦热、小便短赤、大便秘结。

【用法与用量】口服。一次1丸，一日2次。

【注意事项】

1．忌烟、酒及辛辣食物。

2．不宜在服药期间同时服用滋补性中药。

3．高血压、心脏病、肝病、糖尿病、肾病等慢性病严重者应在医师指导下服用。

4．服药后大便次数增多且不成形者，应酌情减量。

5．严格按用法用量服用，本品不宜长期服用。

【规格】每丸重3g。

【贮藏】密封。

五淋丸

【处方】海金沙、关木通、栀子、黄连、石韦、茯苓皮、琥珀、地黄、白芍、川芎、当归、甘草。

【功能与主治】清热利湿，分清止淋。用于下焦湿热引起的尿频尿急，小便涩痛，浑浊不清。

【用法与用量】口服。一次6g，一日2次。

【注意事项】

1．孕妇慎服。

2．忌食辛辣物。

【规格】每100粒重6g。

【贮藏】密闭，防潮。

【药理毒理】 五淋丸对大肠杆菌、金黄色葡萄球菌感染小鼠均具有保护作用。五淋丸对感染小鼠的体内保护作用可能是由方中多种具有抗菌作用及免疫调节功能的成分多方面共同作用的结果[1]。

【参考文献】

[1] 方伟，刘之光，鲍玲红，等.五淋丸体内抗菌作用研究 [J]. 中药药理与临床，2007，23（4）：13-14.

分清五淋丸

【处方】 木通、车前子（盐炒）、黄芩、茯苓、猪苓、黄柏、大黄、萹蓄、瞿麦、知母、泽泻、栀子、甘草、滑石。

【功能与主治】 清热泻火，利尿通淋。用于湿热下注所致的淋证，症见小便黄赤、尿频尿急、尿道灼热涩痛。

【用法与用量】 口服。一次 6g，一日 2～3 次。

【注意事项】

1．通常结石直径≤ 0.5cm 排石成功率较高；双肾结石或结石直径≥ 1.5cm 或结石嵌顿时间长的病例忌用。

2．淋证属于肝郁气滞或脾肾两虚，膀胱气化不行者不宜使用。

3．方中含苦寒通利之品，有碍胎气，孕妇忌用。

4．服药期间饮食宜清淡，忌烟酒及辛辣食品，以免助湿生热。

5．本品苦寒，不宜过量、久服。

6．注意多饮水，避免过度劳累。

【规格】 每 100 粒重 6g。

【贮藏】密封，防潮。

泌淋清胶囊

【处方】搜档索（四季红）、豆嘎里访（黄柏）、窝脚秋（酢酱草）、咖嘎吉给（仙鹤草）、仰嘎鸡（白茅根）、窝里八降（车前草）。

【功能与主治】清热解毒，利湿通淋。用于下焦湿热、热淋、白浊、尿道刺痛、小便频急、急慢性肾盂肾炎、膀胱炎、尿路感染、小腹拘急等症。

【用法与用量】口服。一次3粒，一日3次；或遵医嘱。

【注意事项】劳淋者不宜用。

【规格】每粒装0.4g。

【贮藏】密封。

知柏地黄丸

【处方】知母、黄柏、熟地黄、山茱萸（制）、牡丹皮、山药、茯苓、泽泻。

【功能与主治】滋阴降火。用于阴虚火旺，潮热盗汗，口干咽痛，耳鸣遗精，小便短赤。

【用法与用量】口服。规格（1）大蜜丸，一次1丸，一日2次。规格（2）、（6）浓缩丸，一次8丸，一日3次。规格（3）、（5）水蜜丸，一次6g，一日2次。规格（4）小蜜丸，一次9g，一日2次。

【注意事项】

1．忌不易消化食物。

2．感冒发热患者不宜服用。

【规格】（1）每丸重 9g，（2）每 10 丸重 1.7g，（3）每袋装 6g，（4）每袋装 9g，（5）每瓶装 60g，（6）每 8 丸相当于原生药 3g。

【贮藏】密封。

【临床报道】采用知柏地黄丸与三七粉配合西药（灌注）治疗慢性泌尿系感染（阴虚火旺型）50 例，所选病例均为门诊女性病例，年龄介于 9～55 岁，其中 9～25 岁 7 例，50～55 岁 15 例，病程最短两个月，最长 10 年。所有病例经中医辨证确定为阴虚火旺，湿热下注膀胱。治愈 42 例，显效 5 例，无效 3 例，总有效率为 94%[1]。

【参考文献】

[1] 廉印玲．知柏地黄丸与三七粉配合西药治疗慢性泌尿系感染 50 例 [J]．陕西中医，2010，31：8．

大黄䗪虫丸

【处方】熟大黄、土鳖虫、水蛭、虻虫、蛴螬、干漆、桃仁、苦杏仁、黄芩、地黄、白芍、甘草。

【功能与主治】活血破瘀，通经消癥。用于瘀血内停所致的癥瘕、闭经，症见腹部肿块、肌肤甲错、面色黯黑、潮热羸瘦、经闭不行。

【用法与用量】口服。水蜜丸一次 3g，小蜜丸一次 3～6 丸，大蜜丸一次 1～2 丸，一日 1～2 次。

【禁忌】孕妇禁用。

【注意事项】皮肤过敏者停服。

【规格】水蜜丸，每 60 丸重 3g；大蜜丸，每丸重 3g。

【贮藏】密封。

复肾宁片

【处方】车前子、知母（盐）、益母草、大黄（制）、栀子、黄柏（盐）、牡丹皮、甘草、附子（炙）。

【功能与主治】清利湿热，益肾化瘀。用于湿热下注引起的前列腺炎，急慢性尿路感染，急、慢性膀胱炎以及急、慢性肾盂肾炎等症见尿频、尿急、尿痛、腰痛等。

【用法与用量】口服。一次 4 片，一日 3 次。

【注意事项】孕妇慎用。

【规格】每片重 0.52g。

【贮藏】密封。

（三）气淋常用中成药品种

柴胡舒肝丸

【处方】茯苓、枳壳（炒）、豆蔻、白芍（酒炒）、甘草、香附（醋制）、陈皮、桔梗、厚朴（姜制）、山楂（炒）、防风、六神曲（炒）、柴胡、黄芩、薄荷、紫苏梗、木香、槟榔（炒）、三棱（醋制）、大黄（酒炒）、青皮（炒）、当归、姜半夏、乌药、莪术（制）。

【功能与主治】舒肝理气，消胀止痛。用于肝气不舒，胸胁痞闷，食滞不清，呕吐酸水。

【用法与用量】口服。一次 1 丸，一日 2 次。

【注意事项】

1．忌生冷及油腻、难消化的食物。

2．服药期间要保持情绪乐观，切忌生气恼怒。

3．严格按用法用量服用，本品不宜长期服用。

【规格】 每丸重10g。

【贮藏】 密封。

沉香化气丸

【处方】 沉香、木香、广藿香、香附（醋制）、砂仁、陈皮、莪术（醋制）、六神曲（炒）、麦芽（炒）、甘草。

【功能与主治】 理气疏肝，消积和胃。用于肝胃气滞，脘腹胀痛，胸膈痞满，不思饮食，嗳气泛酸。

【用法与用量】 口服。一次3～6g，一日2次。

【注意事项】

1．饮食宜清淡，忌酒及辛辣、生冷、油腻食物。

2．忌愤怒、忧郁，保持心情舒畅。

3．口干、舌红少津、大便干之脾胃阴虚患者不适用。

【规格】 每瓶装30g。

【贮藏】 密闭，防潮。

补中益气丸（颗粒）

【处方】 炙黄芪、党参、炙甘草、炒白术、当归、升麻、柴胡、陈皮。

【功能与主治】 补中益气，升阳举陷。用于脾胃虚弱、中气下陷所致的泄泻、脱肛、阴挺，症见体倦乏力、食少腹胀、便溏久泻、肛门下坠或脱肛、子宫脱垂。

【用法与用量】

丸剂：口服。规格（1）大蜜丸，一次1丸，一日2～3次。规格（2）浓缩丸，一次8～10丸，一日3次。规格（3）水丸，一次6g，一日2～3次。

颗粒剂：口服。一次3g，一日2～3次。

【注意事项】

1．本品不适应于恶寒发热表证者，暴饮暴食脘腹胀满实证者。

2．不宜和感冒类药同时服用。

3．高血压患者慎服。

4．服本药时不宜同时服用藜芦或其制剂。

5．本品宜空腹或饭前服为佳，亦可在进食同时服。

6．按照用法用量服用，小儿应在医师指导下服用。

7．服用期间出现头痛、头晕、复视等症，或皮疹、面红者，以及血压有上升趋势，应立即停药。

【规格】

丸剂：（1）每丸重9g，（2）每8丸相当于原生药3g，（3）每袋装6g。

颗粒剂：每袋装3g。

【贮藏】 密闭，防潮。

参苓白术散（丸、颗粒）

【处方】 人参、茯苓、白术（麸炒）、山药、白扁豆（炒）、莲子、薏苡仁（炒）、砂仁、桔梗、甘草。

【功能与主治】补脾胃，益肺气。用于脾胃虚弱，食少便溏，气短咳嗽，肢倦乏力。

【用法与用量】

散剂：口服。规格（1）、（2）、（3）一次 6 ~ 9g，一日 2 ~ 3 次。

丸剂：口服。一次 6g，一日 3 次。

颗粒剂：口服。一次 6g，一日 3 次。

【注意事项】

1．泄泻兼有大便不通畅，肛门有下坠感者忌服。

2．服本药时不宜服用藜芦、五灵脂、皂荚或其制剂。

3．不宜喝茶和吃萝卜以免影响药效。

4．不宜和感冒类药同时服用。

【规格】

散剂：每袋装（1）3g，（2）6g，（3）9g。

丸剂：每 100 粒重 6g。

颗粒剂：每袋装 6g。

【贮藏】密封。

（四）石淋常用中成药品种

复方金钱草颗粒

【处方】广金钱草、车前草、石韦、玉米须。

【功能与主治】清热祛湿，利尿排石，消炎止痛。用于泌尿系结石、尿路感染属湿热下注证者。

【用法与用量】开水冲服。一次 1 ~ 2 袋，一日 3 次。

【注意事项】暂不明确。

【规格】每袋装（1）3g（无糖型），10g（含糖型）。

【贮藏】密封。

泌石通胶囊

【处方】槲叶干浸膏、滑石粉。

【功能与主治】清热利湿，行气化瘀。用于气滞血瘀型及湿热下注型肾结石或输尿管结石，适用于结石在 1.0cm 以下者。

【用法与用量】口服。一次 2 粒，一日 3 次。

【注意事项】出现胃脘不适、头眩、血压升高者应停药。孕妇慎用。

【规格】每粒装 0.45g。

【贮藏】密封，置阴凉干燥处。

结石通片

【处方】广金钱草、玉米须、石韦、鸡骨草、茯苓、车前草、海金沙草、白茅根。

【功能与主治】清热利湿，通淋排石，镇痛止血。用于泌尿系统感染，膀胱炎，肾炎水肿，尿路结石，血尿，淋沥混浊，尿道灼痛等。

【用法与用量】口服。一次 5 片，一日 3 次；或遵医嘱。

【禁忌】孕妇忌服。

【注意事项】忌食辛、燥、酸、辣食物。

【规格】每片重 0.3g。

【贮藏】密闭，置阴凉干燥处。

琥珀消石颗粒

【处方】赤小豆、当归、琥珀、海金沙、金钱草、鸡内金、蒲黄、牛膝。

【功能与主治】清热利湿，通淋消石。用于石淋、血淋，也可用于泌尿系统结石属湿热瘀结证者。

【用法与用量】冲服。一次 30g，一日 2 次；或遵医嘱。

【注意事项】本品所含沉淀系有效成份，服用时将沉淀物一同服下。素体虚寒者不宜服用。

【规格】每袋装 15g（相当于原药材 35g）。

【贮藏】密封。

【临床报道】应用琥珀消石颗粒联合友来特治疗结石直径≤10mm 的输尿管结石患者 39 例，对照组 19 例，排出结石 10 例，总排石率 52.6%，治疗组排出结石 17 例，总有效率 85%[1]。

【参考文献】

[1] 吴刚峰，阎家骏. 琥珀消石颗粒联合友来特治疗输尿管结石 [J]. 浙江中西医结合杂志，2008，18：11.

排石颗粒

【处方】连钱草、盐车前子、木通、徐长卿、石韦、忍冬藤、滑石、瞿麦、苘麻子、甘草。

【功能与主治】清热利水，通淋排石。用于下焦湿热所致的石淋，症见腰腹疼痛，排尿不畅或伴有血尿者；泌尿系结石见上述证候者。

【用法与用量】开水冲服。规格（1）、（2）一次 1 袋，一日 3

次；或遵医嘱。

【注意事项】

1．脾虚便溏者及孕妇慎用。

2．服药期间应要多饮水并适当活动。

3．忌油腻食物。

【规格】 每袋装（1）5g，（2）20g。

【贮藏】 密封。

【药理毒理】 观察最大浓度、最大给药容积的排石颗粒给予小鼠后产生的急性毒性反应和死亡情况。采用排石颗粒灌胃给药，给药后立即观察动物中毒症状和记录死亡动物数，观察两周内雌雄小鼠的行为活动、被毛、皮肤、呼吸、大小便、食欲、鼻、眼、口腔有无异常分泌物等情况。小鼠 3 次给药后活动正常，未见明显毒性反应，两周后的活动状况和饮食情况良好，无不良反应和死亡情况出现。解剖和尸检试验动物内脏器官无异常[1]。

【临床报道】 用排石颗粒治疗泌尿系结石 286 例，男 159 例，女 127 例；其中肾结石 87 例，输尿管结石 115 例，膀胱结石 39 例，肾结石伴输尿管结石 45 例；结石直径在 0.5cm 以下者 178 例，结石在 0.5cm 至 1.0cm 之间 108 例；单发结石 161 例，多发结石 125 例；合并肾积水 124 例。治愈率达 71%，总有效率达 91%[2]。

【参考文献】

[1] 祝德秋，罗启剑，崔岚，等．排石颗粒对小鼠的急性毒性实验 [J].华西药学杂志，2003，18（5）：385.

[2] 李金文，李坚强，曾爱雄，等．排石颗粒治疗泌尿系结石 286 例疗效观察 [J].黑龙江中医药，2002，12：10.

消石片

【处方】威灵仙、核桃、红穿破石、水河剑、半边莲、铁线草、猪苓、郁金、琥珀、乌药。

【功能与主治】清热通淋，止痛排石。用于肾结石、尿道结石、膀胱结石、输尿管结石属热淋证者。

【用法与用量】口服。一次 4～6 片，一日 3 次。

【注意事项】服药期间要多饮水，多做跳跃运动，促使结石排出。

【规格】每片重 0.32g（相当于总药材 3g）。

【贮藏】密闭。

金砂五淋丸

【处方】海金砂、猪苓、瞿麦、大黄、赤芍、扁蓄、茯苓、川木通、黄柏、地黄、车前子、黄芩、当归。

【功能与主治】清热，通淋。用于膀胱湿热，小便浑浊，淋沥作痛。

【用法与用量】灯心草汤或温开水送服。一次 6g，一日 2～3 次。

【注意事项】忌辛辣食物。

【规格】每 20 丸重 1g。

【贮藏】密封，防潮。

肾石通颗粒（丸）

【处方】金钱草、王不留行（炒）、扁蓄、瞿麦、海金沙、丹参、鸡内金（烫）、延胡索（醋制）、牛膝、木香。

【功能与主治】清热利湿，活血止痛，化石，排石。用于肾结石、肾盂结石，膀胱结石，输尿管结石。

【用法与用量】

颗粒剂：温开水冲服。一次1袋，一日2次。

丸剂：口服。一次1袋，一日2次。

【禁忌】孕妇忌用，对本品过敏者禁用。

【注意事项】有溃疡病史者慎用。

【规格】

颗粒剂：每袋重15g。

丸剂：浓缩丸，每袋装2g。

【贮藏】密封。

（五）劳淋常用中成药品种

大补阴丸

【处方】熟地黄、知母（盐炒）、黄柏（盐炒）、龟甲、猪脊髓。

【功能与主治】滋阴降火。用于阴虚火旺，潮热盗汗，咳嗽咯血，耳鸣遗精。

【用法与用量】口服。水蜜丸一次6g，一日2～3次；大蜜丸一次1丸，一日2次。

【注意事项】

1. 忌辛辣、生冷、油腻食物。

2. 孕妇慎用。

3. 感冒患者不宜服用；虚寒性患者不适用，其表现为怕冷，手足凉，喜热饮。

4．本品宜饭前用开水或淡盐水送服。

5．高血压、心脏病、肝病、肾病等慢性病患者应在医师指导下服用。

【规格】水蜜丸，每瓶装 60g，大蜜丸每丸重 6g。

【贮藏】密封。

左归丸

【处方】枸杞子、龟板胶、鹿角胶、牛膝、山药、山茱萸、熟地黄、菟丝子。

【功能与主治】滋肾补阴。用于真阴不足，腰酸膝软，盗汗遗精，神疲口燥。

【用法与用量】口服。一次 9g，一日 2 次。

【注意事项】

1．忌油腻食物。

2．感冒患者不宜服用。

【规格】每 10 粒重 1g。

【贮藏】密封，防潮。

无比山药丸

【处方】熟地黄、山茱萸（蒸）、山药、菟丝子、肉苁蓉、杜仲（姜汁炒）、巴戟天、五味子（蒸）、牛膝、茯苓、泽泻、赤石脂（煅）。

【功能与主治】健脾补肾。用于脾肾两虚，食少肌瘦，腰膝酸软，目眩耳鸣。

【用法与用量】口服。一次 9g，一日 2 次。

【注意事项】

1．忌油腻食物。

2．外感或实热内盛者不宜服用。

3．孕妇慎用。

4．本品宜饭前服用。

【规格】每 40 丸重 3g。

【贮藏】密封，防潮。

萆薢分清丸

【处方】粉萆薢、石菖蒲、甘草、乌药、益智仁（炒）。

【功能与主治】分清化浊，温肾利湿。用于肾不化气，清浊不分所致的白浊、小便频数。

【用法与用量】口服。一次 6 ~ 9g，一日 2 次。

【禁忌】对萆薢分清丸过敏者禁用。

【注意事项】

1．忌食油腻、茶、醋及辛辣刺激性物。

2．孕妇及过敏体质者慎用。

3．药品性状发生改变时禁止使用。

【规格】每 20 丸重 1g。

【贮藏】密封，防潮。

【临床报道】治疗来自门诊或住院复发性尿路感染患者 51 例，男性 15 例，女性 36 例，平均年龄 56 岁。用萆薢分清丸治疗后，51 例患者，治愈 10 例（19.6%），显效 17 例（33.3%），有效 14 例（27.5%），无效 10 例（19.6 %），总有效率 80.4 ％[1]。

【参考文献】

[1] 颜明根，马小兵 . 萆薢分清丸治疗复发性尿路感染的疗效观察 [J]. 海军医学杂志，2010，9（3）：228-229.

附子理中丸

【处方】 附子（制）、党参、白术（炒）、干姜、甘草。

【功能与主治】 温中健脾。用于脾胃虚寒，脘腹冷痛，呕吐泄泻，手足不温。

【用法与用量】 口服，大蜜丸一次 1 丸，水蜜丸一次 6g，一日 2 ～ 3 次。

【注意事项】 孕妇慎用。

【规格】 大蜜丸，每丸重 9g；水蜜丸，每袋装 6g。

【贮藏】 密封。

右归丸

【处方】 熟地黄、附子（炮附片）、肉桂、山药、山茱萸（酒炙）、菟丝子、鹿角胶、枸杞子、当归、杜仲（盐炒）。

【功能与主治】 温补肾阳，填精止遗。用于肾阳不足，命门火衰，腰膝酸冷，精神不振，怯寒畏冷，阳痿遗精，大便溏薄，尿频而清。

【用法与用量】 口服。大蜜丸一次 1 丸，小蜜丸一次 9g，一日 3 次。

【注意事项】

1. 忌房欲、气恼。

2．忌食生冷食物。

【规格】大蜜丸每丸重9g，小蜜丸每10丸重1.8g。

【贮藏】密封。

金匮肾气丸（片）

【处方】地黄、山茱萸（酒炙）、山药、牡丹皮、泽泻、茯苓、桂枝、附子（炙）、牛膝（去头）、车前子（盐炙）。

【功能与主治】温补肾阳，化气行水。用于肾虚水肿，腰膝酸软，小便不利，畏寒肢冷。

【用法与用量】

丸剂：口服。规格（1）大蜜丸，一次1丸；规格（2）水蜜丸，一次4～5g（20～25粒），一日2次。

片剂：口服。一次4片，一日2次。

【禁忌】孕妇忌服。

【注意事项】

1．忌房欲、气恼。

2．忌食生冷食物。

【规格】

丸剂：（1）每丸重6g，（2）每100粒重20g。

片剂：每片重0.27g。

【贮藏】密封。

附二

治疗尿路感染的常用中成药简表

证型	药物名称	功能	主治病症	用法用量	备注
热淋	银花泌炎灵片	清热解毒，利湿通淋。	用于急性肾盂肾炎，急性膀胱炎，下焦湿热证，症见：发热恶寒、尿频急、尿道刺痛或尿血、腰痛等。	口服。一次4片，一日4次。2周为一个疗程。可连服3个疗程，或遵医嘱。	医保
	尿感宁颗粒	清热解毒，利水通淋。	用于尿道炎，膀胱炎，急、慢性肾盂肾炎。	开水冲服。一次12g（1袋），一日3～4次。	医保
	四妙丸	清热利湿。	用于湿热下注所致的痹病，症见足膝红肿，筋骨疼痛。	口服。一次6g，一日2次。	药典，医保
	热淋清胶囊（颗粒）	清热泻火，利尿通淋。	用于下焦湿热所致的热淋，症见尿频、尿急、尿痛；尿路感染、肾盂肾炎见上述证候者。	胶囊：口服。饭后半小时服用，一次4～6粒，一日3次。颗粒剂：开水冲服。一次1～2袋，一日3次。	颗粒剂：药典，医保胶囊：医保
	龙胆泻肝丸（水丸）	清肝胆，利湿热。	用于肝胆湿热，头晕目赤，耳鸣耳聋，耳肿疼痛，胁痛口苦，尿赤涩痛，湿热带下。	口服。规格（1）大蜜丸一次1～2丸；规格（2）水丸，一次3～6g，一日2次。	药典，医保
	八正合剂	清热，利尿，通淋。	用于湿热下注，小便短赤，淋沥涩痛，口燥咽干。	口服。一次15～20ml，一日3次，用时摇匀。	药典

证型	药物名称	功能	主治病症	用法用量	备注
热淋	清热通淋丸	清热，利湿，通淋。	用于下焦湿热所致热淋，症见小便频急、尿道刺痛、尿液浑浊、口干苦等以及急性下尿路泌尿系感染见于上述证候者。	口服。一次10丸，一日3次。	医保
	复方石韦片	清热燥湿，利尿通淋。	用于下焦湿热所致热淋，症见小便不利、尿频、尿急、尿痛、下肢浮肿；急性肾小球肾炎，肾盂肾炎，膀胱炎，尿道炎见上述证候者。	口服。一次5片，一日3次。	药典
	肾安胶囊	清热解毒，利尿通淋。	用于湿热蕴结所致淋证，症见小便不利，淋沥涩痛，下尿路感染见上述证候者。	口服。一次1～2粒，一日3次；饭前服用。	医保
	癃清片	清热解毒，凉血通淋。	用于下焦湿热所致的热淋，症见尿频、尿急、尿痛、腰痛、小腹坠胀；亦用于慢性前列腺炎湿热蕴结兼瘀血证，症见小便频急，尿后余沥不尽，尿道灼热，会阴少腹腰骶部疼痛或不适等。	片剂：口服。一次6片，一日2次；重症一次8片，一日3次。	药典，基药，医保

证型	药物名称	功能	主治病症	用法用量	备注
血淋	宁泌泰胶囊	清热解毒，利湿通淋。	用于湿热蕴结所致淋证，症见小便不利，淋漓涩痛，尿血，以及下尿路感染、慢性前列腺炎见上述证候者。	口服。一次3～4粒，一日3次；7天为一个疗程，或遵医嘱。	医保
	血尿安胶囊	清热利湿，凉血止血。	用于湿热蕴结所致尿血，尿频，尿急，尿痛，泌尿系感染见上述证候者。	口服。一次4粒，一日3次。	医保
	三金片	清热解毒，利湿通淋，益肾。	用于下焦湿热所致的热淋、小便短赤、淋沥涩痛、尿急频数；急慢性肾盂肾炎、膀胱炎、尿路感染见上述证候者。	口服。规格（1）一次5片，规格（2）一次3片，一日3～4次。	药典，基药，医保
	导赤丸	清热泻火，利尿通便。	用于火热内盛所致的口舌生疮、咽喉疼痛、心胸烦热、小便短赤、大便秘结。	口服。一次1丸，一日2次。	药典，医保
	五淋丸	清热利湿，分清止淋。	用于下焦湿热引起的尿频尿急，小便涩痛，浑浊不清。	口服。一次6g，一日2次。	
	分清五淋丸	清热泻火，利尿通淋。	用于湿热下注所致的淋证，症见小便黄赤、尿频尿急、尿道灼热涩痛。	口服。一次6g，一日2～3次。	药典

证型	药物名称	功能	主治病症	用法用量	备注
血淋	泌淋清胶囊	清热解毒，利湿通淋。	用于下焦湿热、热淋、白浊、尿道刺痛、小便频急、急慢性肾盂肾炎、膀胱炎、尿路感染、小腹拘急等症。	口服。一次3粒，一日3次；或遵医嘱。	医保
	知柏地黄丸	滋阴降火。	用于阴虚火旺，潮热盗汗，口干咽痛，耳鸣遗精，小便短赤。	口服。规格（1）大蜜丸，一次1丸，一日2次。规格（2）、（6）浓缩丸，一次8丸，一日3次。规格（3）、（5）水蜜丸，一次6g，一日2次。规格（4）小蜜丸，一次9g，一日2次。	药典，基药，医保
	大黄䗪虫丸	活血破瘀，通经消癥。	用于瘀血内停所致的癥瘕、闭经，症见腹部肿块、肌肤甲错、面色黯黑、潮热羸瘦、经闭不行。	口服。水蜜丸一次3g，小蜜丸一次3～6丸，大蜜丸一次1～2丸，一日1～2次。	药典，医保
	复肾宁片	清利湿热，益肾化瘀。	用于湿热下注引起的前列腺炎，急慢性尿路感染，急、慢性膀胱炎以及急、慢性肾盂肾炎等症见尿频、尿急、尿痛、腰痛等。	口服。一次4片，一日3次。	
气淋	柴胡舒肝丸	舒肝理气，消胀止痛。	用于肝气不舒，胸胁痞闷，食滞不清，呕吐酸水。	口服。一次1丸，一日2次。	药典，医保

续表

证型	药物名称	功能	主治病症	用法用量	备注
气淋	沉香化气丸	理气疏肝，消积和胃。	用于肝胃气滞，脘腹胀痛，胸膈痞满，不思饮食，嗳气泛酸。	口服。一次3~6g，一日2次。	药典
	补中益气丸（颗粒）	补中益气，升阳举陷。	用于脾胃虚弱、中气下陷所致的泄泻、脱肛、阴挺，症见体倦乏力、食少腹胀、便溏久泻、肛门下坠或脱肛、子宫脱垂。	丸剂：口服。规格（1）大蜜丸，一次1丸，一日2~3次。规格（2）浓缩丸，一次8~10丸，一日3次。规格（3）水丸，一次6g，一日2~3次。颗粒剂：口服。一次3g，一日2~3次。	丸剂：药典，基药，医保 颗粒剂：药典，基药，医保
	参苓白术散（丸、颗粒）	补脾胃，益肺气。	用于脾胃虚弱，食少便溏，气短咳嗽，肢倦乏力。	散剂：口服。规格（1）、（2）、（3）一次6~9g，一日2~3次。丸剂：口服。一次6g，一日3次。颗粒剂：口服。一次6g，一日3次。	丸剂：基药，医保 散剂：药典，基药，医保
石淋	复方金钱草颗粒	清热祛湿，利尿排石，消炎止痛。	用于泌尿系结石、尿路感染属湿热下注证者。	开水冲服。一次1~2袋，一日3次。	医保
	泌石通胶囊	清热利湿，行气化瘀。	用于气滞血瘀型及湿热下注型肾结石或输尿管结石，适用于结石在1.0cm以下者。	口服。一次2粒，一日3次。	药典
	结石通片	清热利湿，通淋排石，镇痛止血。	用于泌尿系统感染，膀胱炎，肾炎水肿，尿路结石，血尿，淋沥混浊，尿道灼痛等。	口服。一次5片，一日3次；或遵医嘱。	医保

证型	药物名称	功能	主治病症	用法用量	备注
石淋	琥珀消石颗粒	清热利湿，通淋消石	用于石淋、血淋，也可用于泌尿系统结石属湿热瘀结证者。	冲服。一次30g，一日2次；或遵医嘱。	医保
	排石颗粒	清热利水，通淋排石。	用于下焦湿热所致的石淋，症见腰腹疼痛、排尿不畅或伴有血尿者；泌尿系结石见上述证候者。	开水冲服。规格（1）、（2）一次1袋，一日3次；或遵医嘱。	药典，基药，医保
	消石片	清热通淋，止痛排石。	用于肾结石、尿道结石、膀胱结石、输尿管结石属热淋证者。	口服。一次4～6片，一日3次。	
	金砂五淋丸	清热，通淋。	用于膀胱湿热，小便浑浊，淋沥作痛。	灯心草汤或温开水送服。一次6g，一日2～3次。	
	肾石通颗粒（丸）	清热利湿，活血止痛，化石，排石。	用于肾结石、肾盂结石、膀胱结石，输尿管结石。	颗粒剂：温开水冲服。一次1袋，一日2次。丸剂：浓缩丸，一次1袋，一日2次。	颗粒剂：医保 丸剂：医保
劳淋	大补阴丸	滋阴降火。	用于阴虚火旺，潮热盗汗，咳嗽咯血，耳鸣遗精。	口服。水蜜丸一次6g，一日2～3次；大蜜丸一次1丸，一日2次。	药典，医保
	左归丸	滋肾补阴。	用于真阴不足，腰酸膝软，盗汗遗精，神疲口燥。	口服。一次9g，一日2次。	医保
	无比山药丸	健脾补肾。	用于脾肾两虚，食少肌瘦，腰膝酸软，目眩耳鸣。	口服。一次9g，一日2次。	

证型	药物名称	功能	主治病症	用法用量	备注
劳淋	萆薢分清丸	分清化浊，温肾利湿。	用于肾不化气，清浊不分所致的白浊，小便频数。	口服。一次6～9g，一日2次。	药典，医保
	附子理中丸	温中健脾	用于脾胃虚寒，脘腹冷痛，呕吐泄泻，手足不温。	口服。大蜜丸一次1丸，水蜜丸一次6g，一日2～3次。	药典，基药，医保
	右归丸	温补肾阳，填精止遗。	用于肾阳不足，命门火衰，腰膝酸冷，精神不振，怯寒畏冷，阳痿遗精，大便溏薄，尿频而清。	口服。大蜜丸一次1丸，小蜜丸一次9g，一日3次。	药典，医保
	金匮肾气丸（片）	温补肾阳，化气行水。	用于肾虚水肿，腰膝酸软，小便不利，畏寒肢冷。	丸剂：口服。规格（1）大蜜丸，一次1丸；规格（2）水蜜丸，一次4～5g（20～25粒），一日2次。片剂：口服。一次4片，一日2次。	基药，医保

泌尿系结石

　　泌尿系结石又称尿石症，包括肾结石、输尿管结石、膀胱结石和尿道结石，前两者与后两者分别有上尿路结石和下尿路结石之称，是泌尿外科最常见的疾病之一。本病好发于青壮年男性，男女之比约为3：1。发病原因尚不十分明确，自然环境和社会环境状况对人体是否患尿石症是有一定影响的。而这些外部因素是通过个体的种族遗传、疾病、结构异常、代谢与转输异常等内部因素，导致尿液成分的质量变化，通过热力学、化学动力学和胶体化学的规律形成各种类型的结石。

　　由于结石部位不同，临床表现有不一。肾结石的临床表现以腰痛、肉眼血尿或镜下血尿为主。巨大结石或继发梗阻、肾积水可表现为腰部钝痛、胀痛，疼痛间歇性发作；小结石在肾盂内移动度大时，容易引起肾盂输尿管连接部梗阻而出现肾绞痛，同时多伴有恶心呕吐、腹胀便秘、尿量减少，严重者面色苍白、全身出冷汗，甚至虚脱；体征有肋脊角压痛或肾区叩击痛。上、中段输尿管结石梗阻时，疼痛位于腰部或上腹部，并沿输尿管行径放射至下腹部、同侧睾丸或阴唇和大腿内侧，多数有恶心呕吐。结石位于输尿管膀胱壁段或输尿管开口处，常伴有尿频、尿急、尿痛等膀胱刺激症状及尿道和阴茎头部放射痛；体征有沿输尿管走行部位有压痛，肾积水时可触及肾脏并有压痛或叩击痛。膀胱结石的主要症状是排尿突然中断并见疼痛和血尿，疼痛可放射至阴茎头部和远端尿道，排尿终末时疼痛加剧且伴有终末血尿，变换体位后可继续排尿，也有发生尿潴留者。结石位于膀胱憩室内者常无上述症状。合并感染时可出现膀胱刺激症状、血尿和脓尿。

体征上，结石较大者，行直肠和下腹部或阴道和下腹部双合诊可触到结石。结石嵌顿于尿道，表现为排尿费力，尿线变细或呈滴沥状，有时尿流中断，甚至引起急性尿潴留。疼痛一般为钝痛，也可为锐痛，常放射至阴茎头部。前尿道结石疼痛常局限于结石嵌顿处，后尿道结石疼痛常放射至会阴及肛门，结石突然嵌入尿道内，亦可引起剧痛，有时出现血尿。合并感染时可出现膀胱刺激症状及脓尿。肾结石的常见并发症是梗阻和感染。双肾结石或孤立肾结石因梗阻可引起无尿。因输尿管管腔小，输尿管结石容易造成梗阻，引起肾积水和感染，影响肾功能。

实验室检查，尿常规镜检可见红细胞，如合并感染可见到脓细胞，有时尿中可见结晶。血肌酐、尿素氮检查可了解有无肾功能损害。95%以上结石能在腹部X线平片（KUB）中发现，传统的KUB结合静脉尿路造影（IVP）是上尿路结石最好的检查手段。B型超声波检查可发现平片不能显示的小结石和透X线结石，了解有无肾积水和肾实质的厚度。CT检查，平扫能发现KUB、IVP和超声检查不能显示或较小的输尿管结石。上述方法不能确定诊断时，可选择逆行肾盂造影和输尿管镜检查。

临床上，根据结石的大小、部位以及是否梗阻、合并感染等情况其治疗也有所不同。结石小于0.8cm，无明显梗阻感染者，可以中医保守治疗为主；若结石较大，特别是合并肾积水、感染、肾功能不全等，治疗更要积极，必要时配合体外碎石或腔内碎石，甚至手术取石。

泌尿系结石属于中医学的"砂淋"、"石淋"、"血淋"、"腰痛"、"尿血"等范畴，病因为感受外邪、饮食不节、情志失调、劳倦过度等致使肾虚、膀胱气化不利，湿热蕴结于下焦，尿液受其煎熬，结聚而成砂石。

一、中医病因病机分析及常见证型

泌尿系结石中医多参照"砂淋"、"石淋"辨治，其发病大多认为因肾气不足、膀胱湿热所致，肾虚为本，下焦积热为标，病位在肾或在膀胱或在溺窍。肾与膀胱相表里，肾虚则膀胱气化不利，湿热蕴结下焦，日久尿中杂质结为结石。临床上常见三种中医证候：湿热蕴结证、气血瘀滞证、肾气（阴）不足证。

二、辨证选择中成药

1. 湿热蕴结证

【临床表现】腰腹部持续剧痛难忍，连及下腹及外阴，小便短数，灼热刺痛，尿黄或尿中带血，或有寒热，口苦，口干欲饮；或有腰腹痛拒按，或有大便秘结。舌质红，苔黄腻，脉弦数或滑数。

【辨证要点】腰腹部持续疼痛，小便短数，灼热刺痛，舌质红，苔黄腻，脉弦数或滑数。

【病机简析】饮食不节，多食辛热肥甘之品，或嗜酒太过，酿成湿热，蕴结下焦，尿液受其煎熬，日积月累，尿中杂质结为砂石。砂石阻塞，不通则痛，故有腰腹部剧痛难忍，结石损伤脉络，则见尿中带血；湿热蕴结于下焦，故见小便短数、灼热疼痛。舌质红，苔黄腻，脉弦数或滑数，为湿热蕴结下焦之征。

【治法】清热利湿，通淋排石。

【辨证选药】可选用复方金钱草颗粒、排石颗粒、复方石淋通片（胶囊）、复方石韦片、金砂五淋丸、石淋通片等。

此类中成药多由金钱草、海金砂、车前草、车前子、冬葵子、滑石等组成，具有排石、镇痛、抗菌的作用。

2. 气血瘀滞证

【临床表现】发病急骤，阵发性加剧，腰腹胀痛或绞痛，向外阴部放射，小便不畅或无尿，尿血。舌暗红或有瘀斑，脉弦紧或弦数。

【辨证要点】起病急，腰腹阵发性胀痛、绞痛，小便不畅或无尿，舌暗红或有瘀斑，脉弦紧或弦数。

【病机简析】砂石阻塞尿路，气血不通，瘀滞于腰腹，"不通则痛"，故见突然出现腰腹胀痛或绞痛；尿路阻塞，则小便不畅或无尿；舌暗红或有瘀斑，脉弦紧或弦数为气血瘀滞之征。

【治法】活血化瘀，通淋排石。

【辨证选药】可选用琥珀消石颗粒、泌石通胶囊、尿石通丸、肾石通颗粒（丸）等。

此类中成药多在清热利湿药物基础上加用活血化瘀，止血通淋药物。具有通淋排石，镇痛止血的作用。

3. 肾气（阴）不足证

【临床表现】结石日久，留滞不去，腰腹隐痛，时发时止，遇劳加重，神疲乏力，尿少或频数不爽，排尿无力；或伴有腰膝酸软、耳鸣、手足心热、头晕目眩等症，舌淡或红，苔薄或少苔，脉沉细弱。

【辨证要点】结石日久不去，腰腹隐痛，时发时止，遇劳加重，神疲乏力，舌淡或红，苔薄或少苔，脉沉细弱。

【病机简析】病久阴血亏耗，伤及正气，故见神疲乏力，腰腹隐痛；劳则耗气，故遇劳加重；肾气不足，气化失权，故有尿少或频数、排尿无力。阴虚生内热故见手足心热，"肾主骨生髓"，"脑为髓之海"，肾阴亏虚，脑失所养，故见头晕目眩。舌淡或红，苔薄或少苔，脉沉细弱为肾气阴不足之征。

【治法】补肾益气，通淋排石。

【辨证选药】可选六味地黄丸（胶囊、颗粒）等补肾制剂，并配合排石中成药。

这类药物的选择主要依据于中医辨证论治的"异病同治"理论，临床上应根据辨证结果，根据不同的虚证，选用相应的中成药，在此不一一枚举。

三、用药注意

1. **把握药物治疗的适应证** 尿路结石根据结石的大小、部位以及是否梗阻、合并感染等情况其治疗也有所不同。结石小于0.8cm，无明显梗阻、感染者，可以中医保守治疗为主，若结石较大，特别是合并肾积水、感染、肾功能不全等，治疗更要积极，必要时配合体外碎石或腔内碎石，甚至手术取石。

2. **依据辨证论治选择用药** 不同阶段，因寒热虚实不同，要选择不同用药。疾病早期，多以邪实为主，常重用清热利湿、行气通淋药。日久，气虚则血行不畅，瘀滞内生，在益气扶正的基础上，常配合活血化瘀药物治疗。若结石滞留体内时间较长，或过用清利，伐伤正气，此时注意加用扶正药物。另外，一些治疗泌尿系感染的药物也可以治疗尿路结石，例如尿感宁冲剂，复方石韦片等，这是因为中医的精髓是辨证论治，"方从法出，法随证立"，证是中医组方的依据，尿路结石的重要病机之一便是湿热蕴结，因此，对于结石直径小于 0.6cm 的泌尿系结石也可以配合选用尿感宁冲剂等清热利尿通淋的中成药治疗。

3．**注意禁忌**　一般治疗肾结石的中成药多含有清热利湿药如金钱草、海金沙、车前草、车前子、冬葵子、滑石等，和活血化瘀药如琥珀粉、王不留行、牛膝、郁金等，药性苦寒，因此脾胃虚寒者不宜单独选用，也不宜过量、久服，否则易伤脾胃；活血化瘀药物为妊娠禁忌药物。

4．**药品贮藏宜得当**　应存于阴凉干燥处，药品性状发生改变时禁止服用。药品必须妥善保管，放在儿童不能接触的地方，以防发生意外。儿童若需用药，务请咨询医师，并必须在成人的监护下使用。对于具体药品的饮食禁忌、配伍禁忌、妊娠禁忌、证候禁忌、病证禁忌、特殊体质禁忌、特殊人群禁忌等，各药品具体内容中均有详细介绍，用药前务必仔细阅读。

附一

常用治疗泌尿系结石的中成药药品介绍

（一）湿热蕴结证常用中成药品种

复方金钱草颗粒

【处方】广金钱草、车前草、石韦、玉米须。

【功能与主治】清热祛湿，利尿排石，消炎止痛。用于泌尿系结石、尿路感染属湿热下注证者。

【用法与用量】开水冲服。一次 1～2 袋，一日 3 次。

【注意事项】

1．脾虚便溏者慎用。

2．服药期间应要多饮水并适当活动。

3．忌油腻食物。

【规格】每袋装（1）3g（无糖型），（2）10g（含糖型）。

【贮藏】密封。

排石颗粒

【处方】连钱草、盐车前子、木通、徐长卿、石韦、忍冬藤、滑石、瞿麦、苘麻子、甘草。

【功能与主治】清热利水，通淋排石。用于下焦湿热所致的石淋，症见腰腹疼痛，排尿不畅或伴有血尿者；泌尿系结石见上述证候者。

【用法与用量】开水冲服。规格（1）、（2）一次 1 袋，一日 3 次；或遵医嘱。

【注意事项】

1．脾虚便溏者及孕妇慎用。

2．服药期间应要多饮水并适当活动。

3．忌油腻食物。

【规格】每袋装（1）5g，（2）20g。

【贮藏】密封。

【药理毒理】观察最大浓度、最大给药容积的排石颗粒给予小鼠后产生的急性毒性反应和死亡情况。采用排石颗粒灌胃给药，给药后立即观察动物中毒症状和记录死亡动物数，观察两周内雌雄小鼠的行为活动、被毛、皮肤、呼吸、大小便、食欲、鼻、眼、口腔有无异常分泌物等情况。小鼠3次给药后活动正常，未见明显毒性反应，两周后的活动状况和饮食情况良好，无不良反应和死亡情况出现。解剖和尸检试验动物内脏器官无异常[1]。

【临床报道】用排石颗粒治疗泌尿系结石286例，男159例，女127例；其中肾结石87例，输尿管结石115例，膀胱结石39例，肾结石伴输尿管结石45例；结石直径在0.5cm以下者178例，结石在0.5cm 至1.0cm之间108例；单发结石161例，多发结石125例；合并肾积水124例。治愈率达71%，总有效率达91%[2]。

【参考文献】

[1] 祝德秋，罗启剑，崔岚，等．排石颗粒对小鼠的急性毒性实验 [J]. 华西药学杂志，2003，18（5）：385.

[2] 李金文，李坚强，曾爱雄，等．排石颗粒治疗泌尿系结石286例疗效观察 [J]. 黑龙江中医药，2002，12：10.

复方石淋通片（胶囊）

【处方】广金钱草、石韦、海金沙、滑石粉、忍冬藤。

【功能与主治】清热利湿，通淋排石。用于膀胱湿热，石淋涩痛，尿路结石，泌尿系感染属肝胆、膀胱湿热者。

【用法与用量】口服。一次6片（胶囊6粒），一日3次。

【注意事项】肾阴虚者不可久服。

【规格】

片剂：每片重0.35g。

胶囊：每粒 0.25g。

【贮藏】密封，置阴凉处。

复方石韦片

【处方】石韦、扁蓄、苦参、黄芪。

【功能与主治】清热燥湿，利尿通淋。用于下焦湿热所致的热淋，症见小便不利、尿频、尿急、尿痛、下肢浮肿。急性肾小球肾炎、肾盂肾炎、膀胱炎、尿道炎见上述证候者。

【用法与用量】口服，一次 5 片，一日 3 次。

【注意事项】

1．凡水肿由外感引发，眼睑先肿继而累计全身，腰膝酸软无力，倦怠乏力，食少腹胀，大便稀或不成型者不宜使用。

2．不宜与麻黄，桂枝等辛温药物同用。

3．本品苦寒，易伤正气，体质虚寒者慎用。

4．服药期间饮食宜清淡、低盐、低脂、忌食油腻、饮酒及辛辣食品，以免助湿生热。

【规格】（1）薄膜衣片，每片重 0.4g；（2）糖衣片，片芯重 0.4g。

【贮藏】密封。

金砂五淋丸

【处方】海金砂、猪苓、瞿麦、大黄、赤芍、萹蓄、茯苓、川木通、黄柏、地黄、车前子、黄芩、当归。

【功能与主治】清热，通淋。用于膀胱湿热，小便浑浊，淋沥作痛。

【用法与用量】灯心草汤或温开水送服。一次 6g，一日 2 ～ 3 次。

【注意事项】忌食辛辣食物。

【规格】每 20 丸重 1g。

【贮藏】密封，防潮。

石淋通片

【处方】广金钱草。

【功能与主治】清热利尿，通淋排石。用于湿热下注所致热淋、石淋，症见尿频、尿急、尿痛、或尿有砂石；尿路结石、肾盂肾炎见上述证候者。

【用法与用量】口服。一次 5 片，一日 3 次。

【注意事项】

1．本品久服可致胃脘不适、纳呆、如连续服用宜配合健脾和胃之品。

2．本药性苦寒，因而对于脾胃虚弱的患者应该忌用。

3．忌食辛辣、肥甘。

【规格】每片含干浸膏 0.12g。

【贮藏】密封。

（二）气血瘀滞证常用中成药品种

琥珀消石颗粒

【处方】赤小豆、当归、琥珀、海金沙、金钱草、鸡内金、蒲黄、牛膝。

【功能与主治】 清热利湿，通淋消石。用于石淋、血淋，也可用于泌尿系统结石属湿热瘀结证者。

【用法与用量】 冲服。一次 30g，一日 2 次；或遵医嘱。

【注意事项】

1．本品所含沉淀系有效成份，服用时将沉淀物一同服下。

2．素体虚寒者不宜服用。

【规格】 每袋装 15g（相当于原药材 35g）。

【贮藏】 密封。

【临床报道】

应用琥珀消石颗粒联合友来特治疗结石直径 ≤ 10mm 的输尿管结石患者 39 例，对照组 19 例，排出结石 10 例，总排石率 52.6%，治疗组排出结石 17 例，总有效率 85%[1]。

【参考文献】

[1] 吴刚峰，阎家骏. 琥珀消石颗粒联合友来特治疗输尿管结石 [J]. 浙江中西医结合杂志，2008，18：11.

泌石通胶囊

【处方】 槲叶干浸膏、滑石粉。

【功能与主治】 清热利湿，行气化瘀。用于气滞血瘀型及湿热下注型肾结石或输尿管结石，适用于结石在 1.0cm 以下者。

【用法与用量】 口服。一次 2 粒，一日 3 次。

【注意事项】

1．出现胃脘不适、头眩、血压升高者应停药。

2．孕妇慎用。

【规格】 每粒装 0.45g。

【贮藏】密封，置阴凉干燥处。

尿石通丸

【处方】金钱草、海金沙、鸡内金、牛膝、茯苓、冬葵子、川木通、丝瓜络、鸡内金、枳实。

【功能与主治】清热祛湿，行气逐瘀，通淋排石。气滞血瘀或湿热下注引起的肾结石、输尿管结石、膀胱结石、尿道结石以及震波碎石后的治疗及预防。

【用法与用量】口服。一次 4g，一日 2 次，开水送服。

【注意事项】

1．对于体质虚寒者服药后可能会出现轻度恶心、纳呆、口淡现象，但停药后可消失。

2．孕妇慎用。

【规格】每袋装 4g。

【贮藏】密封，置阴凉干燥处。

肾石通颗粒（丸）

【处方】金钱草、王不留行、萹蓄、延胡索、鸡内金（烫）、丹参、木香、瞿麦、牛膝、海金砂。

【功能与主治】清热利湿，活血止痛，化石，排石。用于肾结石，肾盂结石，膀胱结石，输尿管结石。

【用法与用量】温开水冲服。一次 1 袋，一日 2 次。

【禁忌】

1．孕妇忌用。

2．对本品过敏者禁用。

【注意事项】有溃疡病史者慎用。

【规格】每袋装 15g。

【贮藏】避光，密封保存。

（三）肾气（阴）不足证常用中成药品种

六味地黄丸（胶囊、颗粒）

【处方】熟地黄、酒萸肉、山药、牡丹皮、茯苓、泽泻。

【功能与主治】滋阴补肾。用于肾阴亏损，头晕耳鸣，腰膝酸软，骨蒸潮热，盗汗遗精，消渴。

【用法与用量】

丸剂：口服。规格（1）大蜜丸，一次1丸，一日2次；规格（2）浓缩丸，一次8丸，一日3次；规格（3）水蜜丸，一次6g，一日2次；规格（4）、（5）、（6）小蜜丸，一次9g，一日2次。

颗粒剂：开水冲服。一次5g，一日2次。

胶囊：口服。规格（1）一次1粒，规格（2）一次2粒，一日2次。

【注意事项】

1．忌不易消化及辛辣食物。

2．感冒发热病人不宜服用。

【规格】

丸剂：（1）每丸重9g，（2）每8丸重1.44g（每8丸相当于饮片3g），（3）每袋装6g，（4）每袋装9g，（5）每瓶装60g，（6）每瓶装120g。

颗粒剂：每袋装 5g。

胶囊：每粒装（1）0.3g，（2）0.5g。

【贮藏】密封，防潮。

附二

治疗泌尿系结石的常用中成药简表

证型	药物名称	功能	主治病证	用法用量	备注
湿热蕴结证	复方金钱草颗粒	清热祛湿，利尿排石，消炎止痛。	用于泌尿系结石、尿路感染属湿热下注证者。	开水冲服。一次 1～2 袋，一日 3 次。	医保
	排石颗粒	清热利水，通淋排石	用于下焦湿热所致的石淋，症见腰腹疼痛，排尿不畅或伴有血尿者；泌尿系结石见上述证候者。	开水冲服。规格（1）、（2）一次 1 袋，一日 3 次；或遵医嘱。	药典，基药，医保
	复方石淋通片（胶囊）	清热利湿，通淋排石。	用于膀胱湿热，石淋涩痛，尿路结石，泌尿系感染属肝胆膀胱湿热者。	片剂：口服。一次 6 片，一日 3 次。 胶囊：口服。一次 6 粒，一日 3 次。	片剂：医保 胶囊：医保
	复方石韦片	清热燥湿，利尿通淋。	用于下焦湿热所致热淋，症见小便不利，尿频、尿急、尿痛，下肢浮肿；急性肾小球肾炎，肾盂肾炎，膀胱炎，尿道炎见上述证候者。	口服。一次 5 片，一日 3 次。	药典

续表

证型	药物名称	功能	主治病证	用法用量	备注
湿热蕴结证	金砂五淋丸	清热、通淋。	用于膀胱湿热，小便浑浊，淋沥作痛。	灯心草汤或温开水送服。一次6g，一日2～3次。	
	石淋通片	清热利尿，通淋排石。	用于湿热下注所致热淋、石淋，症见尿频、尿急、尿痛、或尿有砂石；尿路结石、肾盂肾炎见上述证候者。	口服。一次5片，一日3次。	药典
气血瘀滞证	琥珀消石颗粒	清热利湿，通淋消石。	用于石淋、血淋，也可用于泌尿系统结石属湿热瘀结证者。	冲服。一次30g，一日2次；或遵医嘱。	医保
	泌石通胶囊	清热利湿，行气化瘀。	用于气滞血瘀型及湿热下注型肾结石或输尿管结石，适用于结石在1.0cm以下者。	口服。一次2粒，一日3次。	药典
	尿石通丸	清热祛湿，行气逐瘀，通淋排石。	气滞血瘀或湿热下注引起的肾结石、输尿管结石、膀胱结石、尿道结石以及震波碎石后的治疗及预防。	口服。一次4g，一日3次，开水送服。	医保
	肾石通颗粒（丸）	清热利湿，活血止痛，化石，排石。	用于肾结石，肾盂结石，膀胱结石，输尿管结石。	温开水冲服。一次1袋，一日2次。	医保

证型	药物名称	功 能	主治病证	用法用量	备注
肾气（阴）不足证	六味地黄丸（胶囊、颗粒）	滋阴补肾。	用于肾阴亏虚，腰膝酸软，头晕耳鸣，骨蒸潮热，盗汗遗精，消渴。	丸剂：口服。规格（1）大蜜丸，一次1丸，一日2次；规格（2）浓缩丸，一次8丸，一日3次；规格（3）水蜜丸，一次6g，一日2次；规格（4）、（5）、（6）小蜜丸，一次9g，一日2次。 胶囊：口服。规格（1）一次1粒，规格（2）一次2粒，一日2次。 颗粒剂：开水冲服。一次5g，一日2次。	胶囊：药典，基药，医保 丸剂：药典，基药，医保 颗粒剂：基药

急性肾功能衰竭

急性肾功能衰竭是指肾小球滤过功能在数小时至数周内迅速降低而引起的以水、电解质和酸碱平衡失调及以含氮废物蓄积为主要特征的一组临床综合征。

本病病因很多，可分为肾前型（肾脏低灌注）、肾后型（尿路梗阻）、肾实质型（肾脏本身疾病）三型。主要与感染、创伤、烧伤、心力衰竭、中毒、休克、尿路梗阻、肾血管栓塞等有关，可发生于任何年龄，且其发病率成逐年上升的趋势，是一种较常见的临床危急重症。

急性肾功能衰竭属于肾实质型者，其诊断主要基于：①常继发于各种严重疾病所致的周围循环衰竭或肾实质性损伤，但亦有个别病例无明显的原发病；②急骤地发生少尿（＜400ml/24h），但非少尿型者可无少尿表现，在个别严重病例可无尿（＜100ml/24h）；③急骤发生和逐渐加重的氮质血症；④经数日～数周后，如处理恰当，会出现多尿期；⑤尿常规检查：低比重尿（比重1.010～1.016），蛋白尿（常为＋～＋＋），尿沉渣常有颗粒型、上皮细胞碎片、红细胞和白细胞；⑥在确立诊断前必须排除肾前性或肾后性因素引起的急性肾功能衰竭。

对急性肾功能衰竭患者的评估需要详细询问病史，深入回顾既往史和近期用药史，进行全面体格检查、尿液分析以及其他实验室检查、影像学检查，必要时行肾活检。根据患者血清肌酐（Scr）和尿量，参考急性肾损伤的分期标准，其临床症状可分为以下三期：①少尿期：突然出现少尿（24小时尿量少于400ml）或无尿（24小时尿量少于100ml），同时伴有氮质血症及代谢性酸中毒迅速加重等临床表现；②多尿期：当尿量突然或逐日增加，（每日尿量可多达3000～5000ml或更多），尿比重或渗透压降低，氮质血症及代谢性酸中毒早期持续加重，以后逐渐减轻，同时可伴有脱水、贫血、乏力、纳差、嗜睡、低钾血症、低钠血症等临床表现；③恢复期：当尿量逐渐恢复正常，即每日1500～2500ml，临床常见消瘦、乏力等表现。

本病主要治疗原则为：去除病因，治疗原发病，减轻症状，改善肾功能，防止并发症。针对各期治疗的基本原则如下：

1. 少尿期的治疗

（1）维持体液平衡：在少尿期治疗中应严格控制水分的摄入，防止体液过多导致急性肺水肿。

（2）保持电解质平衡：在少尿期必须将患者的血清钾控制在6mmol/L以下。

（3）纠正代谢性酸中毒：轻度代谢性酸中毒不需纠正，当发生严重的代谢性酸中毒，应立即给予纠正。

（4）防治感染：感染的部位常在肺、尿路及腹膜。使用有效的无肾毒性的抗生素治疗。

（5）对症治疗：如高血压、水肿及心力衰竭的治疗。

（6）透析疗法：透析疗法是降低急性肾功能衰竭死亡率的重要治疗措施。

2. 多尿期的治疗 多尿期威胁生命的并发症依然存在。治疗重点仍为维持水、电解质和酸碱平衡，控制氮质血症，治疗原发病和防治各种并发症。

3. 恢复期的治疗 一般患者无需特殊治疗，但因许多药物经肾排泄仍有障碍，因此要注意避免使用有肾毒性的药物，肾功能恢复较好者注意营养调理；若仍有严重肾功能不全者，应按慢性肾功能衰竭治疗。

急性肾功能衰竭属于中医"肾衰病"、"癃闭"、"关格"等范畴。癃闭是指以小便量少，点滴而出，甚则闭塞不出为主要见症的疾患。关格一般认为是指既有小便不通，又有吐逆的病症，与急性肾功能衰竭少尿期的临床表现相似。

一、中医病因病机分析及常见证型

中医学认为本病的形成多由外感六淫疫毒、内伤饮食情志，以及失血失液、中毒虫咬等意外伤害的不内外因，形成火热、湿毒、瘀浊之邪，壅塞三焦，决渎失司，而成癃闭。如热毒上壅于肺，肺失清肃，水道不利；湿热中遏于脾，气机不得升降，运化失调，水不能下渗膀胱，而致无尿；浊邪下阻于肾，开阖失司，而致癃闭；或失血失液，阴津耗竭，水无化源所致。本病起病急，来势凶猛，变化迅速，故本病的病理性质总属标实本虚。一般初期多为火热湿毒瘀浊之邪壅塞三焦，影响其通调水道的功能，以实热为主；病至后期，以脏腑虚损、气血亏虚为主。癃闭之症状一旦形成，水液不得排泄，浊毒积聚体内，泛于三焦，则更加重了脏腑损伤，形成恶性循环。

故其辨证，首当辨病邪的性质，所侵犯的途径和部位，病机的变化，邪正双方力量的对比及损害的程度。本病初期以湿热实邪壅结于三焦，伤及肾为主，多属热属实；后期多虚实夹杂，以脏腑虚损，气血亏虚，正气不足为主，须辨脏腑、气虚、血虚之各异。若病程久延，出现萎黄、咳喘、抽搐、厥脱者，多属邪盛阳微，正气衰败，预后险恶。本病治疗，初期以攻邪为主，祛邪安正，后期以扶正固本为主，兼以祛邪。可分为湿热蕴结、热毒炽盛、邪毒内侵、瘀血阻络、血虚津枯、脾肾阳衰、气阴两虚、阴竭阳脱等八种证型。

二、辨证选择中成药

1. 湿热蕴结证

【临床表现】少尿或尿闭，淋漓涩痛，胸闷腹胀，奔迫难堪，腰部胀痛，甚至恶心呕吐，纳呆口苦而黏，或有低热，口苦不欲饮，全身浮肿，大便秘结，神情急躁，舌质暗红，苔黄腻，脉滑数或濡数。

【辨证要点】本证多见于由诸淋证引起的肾后性急性肾功能衰竭，以小便不通，淋漓涩痛，腰部胀痛，或小腹胀满，舌暗红，苔腻，脉滑数为特点。

【病机简析】素体湿盛，复感热邪，或湿热下注膀胱，膀胱气化无权，小便不通而成癃闭。湿热瘀结，下注膀胱，气化不利，则小便淋漓涩痛，甚至炼津成石，或瘀血败精，堵塞尿道，小便不通，小腹胀满，腰部胀痛，奔迫难堪；湿热蕴结，腑气不通，则大便秘结；湿热壅滞，上扰于心，则神情烦躁；舌暗红，苔黄腻，脉滑数，均为湿热蕴结之象。

【治法】清利湿热。

【辨证选药】可选四妙丸、黄柏胶囊、黄连胶囊、甘露消毒丸。

此类中成药多由苍术、黄柏、牛膝、薏苡仁、滑石、茵陈、黄芩、石菖蒲、白豆蔻等药物组成，可发挥良好的清利湿热的作用。

2. 热毒炽盛证

【临床表现】壮热大汗不已，心悸气喘，口干欲饮，头痛身痛，烦躁不安，甚则神昏谵语，尿少黄赤，甚或无尿，或皮肤斑疹鲜红，伴有呕血便血，或大便秘结，恶心呕吐，舌质红绛，苔黄褐而厚燥，脉数或洪大。亦有热与水结者，除上症尚可见从心下至少腹硬满而痛不可近。

【辨证要点】本证见于急性肾衰的初期，以壮热不已，口干欲饮，尿少黄赤，甚或无尿，舌质红绛，苔黄燥，脉数为辨证要点。

【病机简析】外感热邪内结伤阴，或热入营血，气营两燔，或热与水结，皆可令气化失常，三焦水道不通而小便不通。热毒炽盛，外充皮肤，内斥三焦，火热之邪弥漫，则壮热不已；上扰神明，则烦躁不安；热邪壅肺，则胸闷气喘；热灼三焦，胃津耗伤，则口干欲饮；热伤下焦，肾阴亏耗，则尿少而黄，或尿闭，大便秘结；热毒犯胃，胃失和降，上逆为呕为吐；热毒壅盛，耗血动血，则皮肤发斑，衄血便血；舌质红绛，苔黄燥，脉数，均为热毒充斥三焦之象。

【治法】清热解毒，凉血化瘀。

【辨证选药】可选栀子金花丸、栀芩清热液、醒脑安神胶囊、黄柏胶囊。

此类中成药多由栀子、黄连、黄芩、黄柏、石决明（煅）、雄黄、赭石、磁石（煅）、玄参、蒲公英、牛黄等药物组成，可发挥良好的清热解毒，凉血化瘀的作用。

3. 邪毒内侵证

【临床表现】突然腰痛，尿少尿闭，纳呆食少，恶心呕吐，胸闷腹胀，口中臭秽，甚至腹痛便秘，头痛头昏，烦躁不安，甚或发热咽干，神昏谵语，或伴目黄尿黄，舌质红，苔黄腻，脉滑数。

【辨证要点】本证多见于误服毒物、误用肾毒药物所致的急性肾功能衰竭，以少尿无尿、腰痛不已、腹胀便秘、烦躁不安、舌质红、苔黄腻，脉滑数为辨证要点。

【病机简析】邪毒内侵而生湿热，湿与热结，蕴结三焦，阻滞气机，决渎失司；湿热之毒上犯，则头痛头昏，烦躁不安，发热咽干，甚至神昏嗜睡；蕴于中焦，脾胃升降失调，脾失运化，则胸闷腹胀，纳呆食少，口中臭秽，胃失和降，上逆为呕为吐；蕴于下焦，肾失开阖，膀胱气化不利，则尿少尿闭；腑气不通，则大便滞下或便秘；湿热毒邪蕴结肝胆，则面目俱黄，小便发黄；舌质红，苔黄腻，均为毒邪内侵之象。

【治法】泻火解毒，通腑降浊。

【辨证选药】可选片仔癀胶囊、丹参注射液、浓缩水牛角片、肾衰康灌肠液。

此类中成药多由水牛角、大黄、丹参、红花等药物组成，可发挥良好的泻火解毒，通腑降浊的作用。

4. 瘀血阻络证

【临床表现】严重创伤、挤压伤后，络脉受阻，血溢脉外可见腰部刺痛、肢体麻木或疼痛，突然尿血甚或咳血、吐血、衄血、便血等。或瘀血阻络，气机不通，心中督闷，胸腹胀痛，恶心呕吐，甚或身热夜甚，少尿无尿，大便不畅，兼有水湿停滞则可见肢体浮肿、尿闭；舌质瘀紫或有瘀点，苔薄白，脉沉弦紧或沉涩。

【辨证要点】本证多见于挤压综合征所致的急性肾功能衰竭。以外伤病史，腰部刺痛，突然尿血，少尿无尿，舌质瘀紫，苔薄白，脉沉弦紧或沉涩为辨证要点。

【病机简析】突受严重外伤，挤压伤或手术后，气血运行不畅，瘀血内阻，脉络损伤，脏腑气机被遏，血瘀于肾，则腰痛如刺；瘀阻肾络，气血不循常道而外溢，则可见尿血等各种出血；血行不畅，水湿停留，湿瘀互结于肾与膀胱，肾气被遏，开阖失司，则尿少尿闭，大便不通；瘀血内阻，气滞血瘀，经络痹阻，腑气不通，则胸腹胀痛；脾胃升降失调，湿浊内蕴，上逆犯胃，则恶心呕吐，心中瞀闷；瘀久化热，则身热夜甚；舌质瘀紫，苔薄白，脉沉紧或沉涩，均为瘀血内阻之象。

【治法】活血化瘀，通络利水。

【辨证选药】可选丹红注射液、红花注射液、血府逐瘀丸（口服液、胶囊）。

此类中成药多由丹参、红花、柴胡、当归、地黄、赤芍、红花、桃仁、枳壳、甘草、川芎、牛膝等药物组成，可发挥良好的活血化瘀，通络利水的作用。

5. 血虚津枯证

【临床表现】血虚不能滋养肝肾，可见头晕目眩，肢体麻木，肌肤不仁，手足蠕动甚或抽搐，同时也可见大便秘结，尿少尿闭。

【辨证要点】本证多见于急性肾功能衰竭少尿期，以头晕、肢体麻木、肌肤不仁为辨证要点。

【病机简析】失血、脱液或创伤后，阴血大亏，津液耗伤，阴津亏虚不能下滋肝肾，水源枯涸，尿闭自成。

【治法】养血生津。

【辨证选药】可选阿胶补血膏、四物合剂（颗粒、胶囊、片）。

此类中成药多由阿胶、熟地黄、党参、黄芪、枸杞子、白术、当归、川芎、白芍、熟地黄等药物组成，可发挥良好的养血生津的作用。

6. 脾肾阳衰证

【临床表现】全身浮肿，神疲乏力，四肢不温，腰酸腰痛，纳差腹胀，泛恶呕吐，少尿或无尿。若命门耗竭，不能温煦，心阳欲脱者，可见面色惨白、四肢厥冷、气急倚息、汗出如雨等气脱阳亡、阴阳离决之危候。偏于肾阳虚者可见腰酸腰痛，全身乏力，畏寒肢冷，小便量多而清长，舌质淡，脉沉弱。偏于脾阳虚者可见纳谷不香，四肢倦怠，小便清长，舌淡苔白，脉虚无力。

【辨证要点】本证可见于各期，多见于急性肾功能衰竭多尿期及恢复期，临床以神疲乏力，四肢不温，畏寒肢冷，小便量多而清长，舌质淡，脉沉弱为辨证要点。

【病机简析】平素因久居湿地，涉水冒雨，水湿内侵，留滞中焦，湿困脾阳，日久不愈，使脾阳亏损；或因饮食不节，饥饱失调，致脾气受伤，健运失司，湿浊内生，亦可损伤脾阳。或因过于劳倦酒色无度，生育过多，致肾气内伤，命门火衰。病至急性肾功能衰竭，因邪盛正伤，或邪去正虚，往往表现为脾肾阳衰之证。

【治法】温补脾肾。

【辨证选药】可选参附注射液、金匮肾气丸（片）、五子衍宗丸、尿毒清颗粒、肾衰宁胶囊（颗粒、片）。

此类中成药多由红参、麦冬、五味子、地黄、山药、山茱萸、茯苓、牡丹皮、泽泻、桂枝、附子、牛膝等药物组成，可发挥良好的温补脾肾的作用。

7．气阴两虚证

【临床表现】久病之后，气阴两伤，可见动则乏力短气，腰膝酸软，手足心热，口干喜饮或口干不欲多饮，小便清长，尿频量多，夜尿尤甚，面色无华，腰膝酸软，口渴多饮，心烦少寐，舌红少苔或苔薄，边有齿痕，脉沉细或细数无力。

【辨证要点】本证多见于急性肾功能衰竭多尿期，以口渴多饮、小便清长、尿频量多，腰膝酸软，舌红少苔，脉沉细无力为辨证要点。

【病机简析】病至后期，正气亏虚，肾气不足，不能固摄，开阖失司，则小便清长，尿频量多，夜尿尤甚；肾阴亏耗，则口渴多饮以自救；肾精亏虚，不能上荣，则面色无华，精神疲惫；阴虚火旺，上扰心神，则心烦少寐；舌红少苔，脉沉细无力，均为气阴两虚之象。

【治法】益气养阴，扶正固本。

【辨证选药】可选黄芪颗粒、金水宝胶囊（片）、百令胶囊、生脉注射液、参麦注射液。

此类中成药多由黄芪、人参、党参、麦冬、五味子等药物组成，可发挥良好的益气养阴，扶正固本的作用。

8．阴竭阳脱证

【临床表现】少尿无尿，口干舌燥，面色苍白，精神疲惫，肢冷畏寒，汗出黏冷，心悸头晕，舌红少津，脉微欲绝。

【辨证要点】本证多见于肾前性急性肾功能衰竭。病前多有严重吐泻、失血、心衰、休克等病史，以少尿无尿，口干舌燥，气短息微，肢冷畏寒，汗出黏冷，舌淡少津，脉微欲绝为辨证要点。

【病机简析】阴津枯涸，化源不足，则少尿无尿，口干舌燥；阳气欲脱，元气不充，不能上荣，则面色苍白，肢冷畏寒；阴不敛阳，故汗出黏冷；阴津虚竭，命门火衰，则精神疲惫，咽干思饮，心悸头晕；舌红少津，脉微欲绝，均为阴竭阳脱之象。

【治法】益气温阳固脱，养血滋阴。

【辨证选药】可选参麦注射液、参附注射液、生脉注射液。

此类中成药多由红参、附片、麦冬、五味子等药物组成，可发挥良好的益气温阳固脱，养血滋阴的作用。

三、用药注意

临床选药必须遵循中医辨证论治的思想，选择对证药物。另外，急性肾功能衰竭初期以湿热实邪壅结于三焦，多属热属实；后期多虚实夹杂，以脏腑虚损，气血亏虚，正气不足为主，故选择用药时，初期以攻邪为主，祛邪安正，后期以扶正固本为主，兼以祛邪。就诊时应当告知医师或药师正在服用的其他药品。日常生活中需避风寒、风热、暑湿等外邪，饮食宜清淡，忌肥甘油腻食物，以优质低蛋白饮食为主。药品贮藏宜得当，密封后存于阴凉干燥处，药品性状发生改变时禁止使用。对于具体药品的饮食禁忌、配伍禁忌、妊娠禁忌、证候禁忌、病证禁忌、特殊体质禁忌、特殊人群禁忌等，请仔细阅读各药品具体内容中。

附一

常用治疗急性肾功能衰竭的中成药药品介绍

（一）湿热蕴结证常用中成药品种

四妙丸

【处方】苍术、黄柏（盐炒）、牛膝、薏苡仁。

【功能与主治】清热利湿。用于湿热下注所致的痹病，症见足膝红肿，筋骨疼痛。

【用法与用量】口服。一次 6g，一日 2 次。

【禁忌】虚寒痿证、带下、风寒湿痹等忌用。

【注意事项】孕妇慎用。

【规格】水丸，每 15 粒重 1g。

【贮藏】密封，防潮。

黄柏胶囊

【处方】本品为黄柏加工制成的胶囊剂。

【功能与主治】清热燥湿，泻火除蒸，解毒疗疮。用于湿热泻痢，黄疸，带下，热淋，脚气，痿躄，骨蒸劳热，盗汗，遗精，疮疡肿毒，湿疹瘙痒。

【用法与用量】口服。一次 3 ~ 4 粒，一日 3 ~ 4 次。

【注意事项】本品药性苦、寒，不宜久服。

【规格】每粒相当于原药材 1g。

【贮藏】密封。

黄连胶囊

【处方】黄连。

【功能与主治】清热燥湿，泻火解毒。用于湿热蕴毒所致的痢疾、黄疸，症见发热、黄疸、吐泻、纳呆、尿黄如茶、目赤吞酸、牙龈肿痛、或大便脓血。

【用法与用量】口服。一次 2～6 粒，一日 3 次。

【注意事项】

1. 脾胃虚寒者慎用。

2. 忌辛辣、油腻、黏滑及不宜消化食品。

【规格】每粒装 0.25g。

【贮藏】密封。

甘露消毒丸

【处方】滑石、茵陈、黄芩、石菖蒲、白豆蔻、川贝、木通、藿香、射干、连翘、薄荷。

【功能与主治】芳香化湿，清热解毒。用于暑湿蕴结，身热肢酸，胸闷腹胀，尿赤黄疸。

【用法与用量】口服。一次 6～9g，一日 2 次。

【注意事项】服药期间忌食辛辣油腻食物。

【规格】每 55 丸重约 3g。

【贮藏】密封。

（二）热毒炽盛证常用中成药品种

栀子金花丸

【处方】栀子、黄连、黄芩、黄柏、大黄、金银花、知母、天花粉。

【功能与主治】清热泻火，凉血解毒。用于肺胃热盛，口舌生疮，牙龈肿痛，目赤眩晕，咽喉肿痛，吐血衄血，大便秘结。

【用法与用量】口服。一次 9g，一日 1 次。

【注意事项】

1．忌烟、酒及辛辣食物。

2．服药后大便次数增多且不成形者，应酌情减量。

3．严格按用法用量服用，本品不宜长期服用。

【贮藏】密闭，防潮。

栀芩清热液

【处方】栀子、甘草、黄芩、连翘、薄荷油、淡竹叶。

【功能与主治】疏风散热，清热解毒。用于三焦热毒炽盛，发热头痛，口渴，尿赤等。

【用法与用量】口服。一次 10～20ml，一日 2 次。

【注意事项】忌烟、酒及辛辣、油腻食物。

【规格】每瓶装（1）10ml，（2）100ml。

【贮藏】密封，置阴凉处。

醒脑安神胶囊

【处方】 连翘、大黄、黄连、石膏、石决明（煅）、雄黄、赭石、磁石（煅）、金银花、天花粉、甘草、葛根、胆膏、玄参、栀子、麦冬、黄芩、郁金、板蓝根、地黄、蒲公英、牛黄、珍珠、朱砂、冰片。

【功能与主治】 清热解毒，清脑安神。用于头身高热、头昏脑晕，言语狂躁，眼花，咽喉肿痛，小儿内热惊风抽搐。对高血压、神经官能症、神经性头痛、失眠等皆有清脑镇静作用。

【用法与用量】 口服。一次 2～4 粒，一日 3 次，神经官能症者可适当增量或遵医嘱，小儿酌减。

【禁忌】 孕妇忌服。

【注意事项】 体弱或低血压者慎用。

【规格】 每粒装 0.46g。

【贮藏】 密闭，置阴凉干燥处。

黄柏胶囊

见本病"湿热蕴结证常用中成药品种"。

（三）邪毒内侵证常用中成药品种

片仔癀胶囊

【处方】 片仔癀。

【功能与主治】 清热解毒，凉血化瘀，消肿止痛。用于热毒血瘀所致的急、慢性病毒性肝炎，痈疽疔疮，无名肿毒，跌打损伤及各种炎症。

【用法与用量】口服。一次 2 粒，1 ～ 5 岁儿童一次 1 粒，一日 3 次；或遵医嘱。

【禁忌】孕妇忌服。

【规格】每粒装 0.3g。

【贮藏】密封。

丹参注射液

【药物组成】丹参。

【功能与主治】活血化瘀，通脉养心。用于冠心病胸闷，心绞痛。

【用法与用量】肌内注射，一次 2 ～ 4ml，一日 1 ～ 2 次；静脉注射，一次 4ml（用 50％葡萄糖注射液 20ml 稀释后使用），一日 1 ～ 2 次；静脉滴注，一次 10 ～ 20ml（用 5％葡萄糖注射液 100 ～ 500ml 稀释后使用），一日 1 次；或遵医嘱。

【禁忌】对本品有过敏或严重不良反应病史者禁用。

【注意事项】

1．本品不宜与抗癌药、止血药、抗酸药、阿托品、细胞色素 C、维生素 B_1、维生素 B_6、麻黄碱、络贝宁、士的宁、雄性激素等药联合使用。

2．本品不宜与中药藜芦同时使用。

3．本品与抗生素、维生素 C、肝素、东莨菪碱、酚妥拉明、硫酸镁等联合使用，可产生协同作用及减少药物某些不良反应。

4．本品不宜与其它药物在同一容器内混合使用。

5．本品是中药制剂，保存不当可能影响产品质量。使用前必须对光检查，如发现药液出现浑浊、沉淀、变色、漏气或瓶身细微破裂者，均不能使用。

6. 如出现不良反应，遵医嘱。

【规格】每支装（1）2ml，（2）10ml。

【贮藏】密封，遮光。

浓缩水牛角片

【处方】本品为水牛角浓缩粉制成的片。

【功能与主治】清热解毒，凉血，定惊。用于温病高热，神昏谵语，发斑发疹，吐血，衄血，惊风，癫狂。

【用法与用量】口服。一次 5 ~ 10 片，一日 2 次。

【规格】每片含水牛角浓缩粉 0.3g。

【贮藏】密封。

肾衰康灌肠液（肾衰宁灌肠液）

【处方】黄芪、大黄、丹参、红花。

【功能与主治】清热解毒，益气利尿，活血化瘀。用于急性肾功能衰竭。

【用法与用量】

普通型：灌肠。成人一次 100ml，小儿按 2ml/kg 体重计算。用时加 4% 碳酸氢钠溶液 10 ~ 20ml，保留 30 分钟后放出，一日 6 ~ 8 次；或遵医嘱。

浓缩型：直肠灌注。一次 20ml，一日 6 次；或遵医嘱。

【禁忌】肛周皮肤黏膜破溃，肛周化脓性病变及活动性出血者禁用。

【注意事项】肛周、直肠疾病患者慎用。

【规 格】每瓶装（1）100ml（普通型），（2）20ml（浓缩型）。

【贮藏】密封，置阴凉干燥处。

（四）瘀血阻络证常用中成药品种

丹红注射液

【处方】丹参、红花、注射用水。

【功能与主治】活血化瘀，通脉舒络。用于瘀血闭阻所致的胸痹及中风，症见胸痛，胸闷，心悸，口眼歪斜，言语塞涩，肢体麻木，活动不利等症；冠心病、心绞痛、心肌梗死，瘀血型肺心病、缺血性脑病、脑血栓见上述证候者。

【用法与用量】肌内注射，一次2～4ml，一日1～2次；静脉注射，一次4ml，加入50%葡萄糖注射液20ml稀释后缓慢注射，一日1～2次；静脉滴注，一次20～40ml，加入5%葡萄糖注射液100～500ml稀释后缓慢滴注，一日1～2次；伴有糖尿病等特殊情况时，改用0.9%的生理盐水稀释后使用；或遵医嘱。

【禁忌】

1．有出血倾向者禁用。

2．孕妇及哺乳期妇女忌用。

3．对本品过敏者禁用。

【注意事项】

1．本品不得与其他药物混合在同一容器内使用；谨慎联合用药，如确需联合使用其他药品，应谨慎考虑与中药注射剂的时间间隔以及药物相互作用等。

2．本品为纯中药制剂，保存不当可能影响产品质量。发现药液出现混浊、沉淀、变色、漏气或瓶身细微破裂等现象时不能使用。

3．月经期妇女慎用。

4．过敏体质者慎用。

5．特殊人群（特别是老年患者）用药要加强临床监护。

6．如出现不良反应，遵医嘱。

【贮藏】密封，置阴凉干燥处。

【临床报道】

1．将 40 例急性肾衰患者随机分两组，在常规治疗基础上，治疗组用丹红注射液，对照组用丹参注射液，疗程 4 周。治疗前后测血肌酐（Scr）、尿素氮（BUN）、尿 NAG 酶、β_2- 微球蛋白（β_2-MG）。结果：治疗组肾功明显改善，尿 NAG 酶及 β_2-MG 排泄减少（$P < 0.01$）。结论：丹红能起到保肾、改善肾血流的作用，能促进肾小管功能的恢复[1]。

2．使用丹红注射液治疗心肾综合征 33 例，疗程结束后，显效 20 例，有效 10 例，无效 3 例，总有效率为 90.9%；对照组总有效率为 80.0%。治疗组总有效率明显高于对照组（$P < 0.05$）[2]。

【参考文献】

[1] 许秋梅 . 丹红治疗急性肾功能衰竭的疗效观察 [J]. 中国实用医药，2011，（9）.

[2] 杨晓君，边娜，李晓峰，等 . 丹红注射液治疗心肾综合征 33 例临床观察 [J]. 山东医药，2011，（45）.

红花注射液

【**处方**】本品为红花经加工提取制成的注射液。

【**功能与主治**】活血化瘀。用于治疗闭塞性脑血管疾病，冠心病，脉管炎。

【**用法与用量**】

治疗闭塞性脑血管疾病：静脉滴注。一次15ml，用10％葡萄糖注射液250～500ml稀释后应用，一日1次。15～20次为一疗程。

治疗冠心病：静脉滴注。一次5～20ml，用5％～10％葡萄糖注射液250～500ml稀释后应用，一日1次。10～14次为一疗程，疗程间隔为7～10日。

治疗脉管炎：肌内注射。一次2.5～5ml，一日1～2次。

【**不良反应**】据有关文献报道红花注射液可致严重过敏反应[1]。

【**禁忌**】

1．本品孕妇禁用。

2．出凝血时间不正常者禁用。

3．对本品有过敏或严重不良反应病史者禁用。

4．有眼底出血的糖尿病患者不宜使用。

【**注意事项**】

1．月经期停用，月经净后再用。

2．本品不与其它药物在同一容器内混合使用。

3．本品偶见与丹参联用诱发多脏器损伤。

4．本品是中药制剂，保存不当可能影响产品质量。使用前必须对光检查，如发现药液出现浑浊、沉淀、变色、漏气或瓶身细微破裂者，均不能使用。

5．本品经稀释后出现浑浊或沉淀不得使用。

6．如出现不良反应，处理遵医嘱。

【规格】 每支装（1）5ml，（2）20ml。

【贮藏】 密封，避光。

【药理毒理】 红花注射液为纯中药制剂，溶液中有含红花黄色素和红花苷等大分子物质，部分大分子物质可作为抗原或半抗原直接进入血液，易引起变态反应[2]。

【参考文献】

[1] 陶铁苟．红花注射液致严重过敏反应一例报告 [J]．临床合理用药杂志，2012，5（5c）：161．

[2] 刘培建，张云芳，徐艳花．53 例红花注射液不良反应分析 [J]．中药材，2008，9（31）：1456-1457．

血府逐瘀丸（口服液、胶囊）

【处方】 柴胡、当归、地黄、赤芍、红花、炒桃仁、麸炒枳壳、甘草、川芎、牛膝、桔梗。

【功能与主治】 活血祛瘀，行气止痛。用于气滞血瘀所致的胸痹、头痛日久、痛如针刺而有定处、内热烦闷、心悸失眠、急躁易怒。

【用法与用量】

丸剂：空腹用红糖水送服。规格（1）大蜜丸，一次 1～2 丸；规格（2）水蜜丸，一次 6～12g；规格（3）水丸，一次 1～2 袋；规格（4）小蜜丸，一次 9～18g（45～90 丸），一日 2 次。

合剂：口服。一次 10ml，一日 3 次，或遵医嘱。

胶囊：口服。一次 6 粒，一日 2 次，1 个月为一疗程。

【禁忌】孕妇禁用。

【注意事项】忌食辛冷。

【规格】

丸剂：（1）每丸重 9g，（2）每 60 粒重 6g，（3）每 67 丸约重 1g，（4）每 100 丸重 20g。

口服液：每支装 10ml。

胶囊：每粒装 0.4g。

【贮藏】密封。

【药理毒理】

·**改善血液流变性和微循环** 研究血府逐瘀汤对 SD 雌性大鼠长期定量的血液流变学的影响，结果表明大鼠服药 4 周后，服药对照组血液流变学较安静对照组有显著性改变，且对服药运动组大鼠的血液流变学有良好的影响趋势[1]。

【参考文献】

[1] 朱斌，殷劲.血府逐瘀汤对大鼠长期定量负荷训练血液流变学的影响 [J].武汉体育学院学报，2006，40（3）：55-57.

（五）血虚津枯证常用中成药品种

阿胶补血膏

【处方】阿胶、熟地黄、党参、黄芪、枸杞子、白术。

【功能与主治】滋阴补血，补中益气，健脾润肺。用于久病体弱，血亏目昏，虚痨咳嗽。

【用法与用量】 口服。一次 20g，早晚各一次。

【注意事项】

1．本品为气血双补之药，脘腹胀痛，纳食不消，腹胀便溏者不宜服用。

2．服本药时不宜同时服用藜芦或其制剂。

3．不宜和感冒类药同时服用。

4．本品宜饭前服用或进食同时服。

5．本品性状发生改变时禁止使用。

【规格】 每瓶装 200g。

【贮藏】 密封，置阴凉处。

【药理毒理】 急性毒性试验结果表明，给药后 14d 内，给药组与阴性对照组小鼠均无死亡情况发生，尸检结果心、肝、肾、肺、脑、脾、胃、肠、胸腺等重要器官无明显异常发现。阿胶补血软胶囊原料药拟临床剂量为 0.0613g·kg^{-1}（成人体质量按 60kg 计），本实验条件下小鼠日内 ig 最大给药量 79.2g·kg^{-1}，约为拟临床剂量的 1292 倍，未见明显毒性[1]。

【参考文献】

[1] 李寅超，吴翠萍，杨景华，等．阿胶补血软胶囊原料对小鼠的急性毒性及耐缺氧作用 [J].中国医院药学杂志，2011，31（23）：1942-1944.

四物合剂（胶囊、颗粒、片）

【处方】 当归、川芎、白芍、熟地黄。

【功能与主治】 养血调经。用于血虚所致的面色萎黄，头晕眼花，心悸气短及月经不调。

【用法与用量】

合剂：口服。一次 10 ~ 15ml，一日 3 次。用时摇匀。

胶囊：口服。一次 5 ~ 7 粒，一日 3 次。

颗粒剂：温开水冲服。一次 5g，一日 3 次。

片剂：口服。一次 4 ~ 6 片，一日 3 次。

【注意事项】

1．经期忌食生冷饮食。

2．服本药时不宜和感冒药同时服用。

【规格】

合剂：（1）每支装 10ml，（2）每瓶装 100ml。

胶囊：每粒装 0.5g。

颗粒剂：每粒装 5g。

片剂：每片重 0.5g（薄膜衣片）。

【贮藏】密封，置阴凉处。

（六）脾肾阳衰证常用中成药品种

参附注射液

【处方】红参、附片。

【功能与主治】回阳救逆，益气固脱。主要用于阳气暴脱的厥脱症（感染性、失血性、失液性休克等）；也可用于阳虚（气虚）所致的惊悸、怔忡、喘咳、胃疼、泄泻、痹证等。

【用法与用量】

肌内注射：一次 2 ~ 4ml，一日 1 ~ 2 次。

静脉滴注：一次 20 ~ 100ml（用 5％ ~ 10％葡萄糖注射液 250 ~ 500ml 稀释后使用）。

静脉推注：一次 5 ~ 20ml（用 5％ ~ 10％葡萄糖注射液 20ml 稀释后使用），或遵医嘱。

【禁忌】 对本品有过敏或严重不良反应病史者禁用。

【注意事项】

1．本品孕妇慎用。

2．本品避免直接与辅酶 A、VitK$_3$、氨茶碱混合配伍使用。

3．本品不宜与中药半夏、瓜蒌、贝母、白蔹、白芨及藜芦等同时使用。

4．本品不宜与其它药物在同一容器内混合使用。

5．本品含有皂甙，正常情况下，摇动时可以产生泡沫现象。

6．本品是中药制剂，保存不当时可能影响产品质量。使用前必须对光检查，如发现药液出现浑浊、沉淀、变色、漏气或瓶身细微破裂者，均不能使用。

7．如出现不良反应，遵医嘱。

【规格】 每支装（1）2ml，（2）10ml。

【贮藏】 密封，遮光。

【药理毒理】

·**减轻肠缺血/再灌注损伤所致的肾组织损伤**　参附注射液能明显减轻肠 IRI 所致的肾组织损伤，其分子机制为诱导肠 IRI 后肾组织中 HO-1 的表达，同时抑制 iNOS 的表达[1]。

·**改善肾缺血再灌注损伤**　参附注射液通过降低缺氧再复氧诱导的肾小管上皮细胞的凋亡率、钙超载及单核细胞趋化蛋白 -1（MCP-1）的分泌发挥改善肾缺血再灌注损伤的作用[2]。

·**激活和保护内源性氧自由基清除剂 SOD 活性**　参附注射液能直接灭活氧自由基，增加 NO 含量，抑制 WBC 黏附，抑制 Na^+ 内流等机理，发挥其预防急性肾缺血—再灌注损伤（I-R）的作用[3]。

【参考文献】

[1] 何宇红，陈畅，夏中元.参附注射液对大鼠肠缺血／再灌注期间肾保护作用机制的研究[J].中国中西医结合急救杂志，2008，15（2）：67-71.

[2] 陈肖蕾，文煜冰，李航，等.参附注射液对肾小管上皮细胞缺氧再复氧损伤的改善作用及机制探讨[J].中国中西医结合肾病杂志，2008，9（10）：852-855.

[3] 杨树龙，冯志强，邬丽莎，等.参附注射液对家兔急性肾缺血再灌注损伤的预防作用及机理研究[J].中国病理生理杂志，2003，19（3）353-356.

金匮肾气丸（片）

【处方】地黄、山茱萸（酒炙）、山药、牡丹皮、泽泻、茯苓、桂枝、附子（炙）、牛膝（去头）、车前子（盐炙）。

【功能与主治】温补肾阳，化气行水。用于肾虚水肿，腰膝酸软，小便不利，畏寒肢冷。

【用法与用量】

丸剂：口服。规格（1）大蜜丸，一次 1 丸；规格（2）水蜜丸，一次 4 ~ 5g（20 ~ 25 粒），一日 2 次。

片剂：口服。一次 4 片，一日 2 次。

【禁忌】孕妇忌服。

【注意事项】

1．忌房欲、气恼。

2．忌食生冷食物。

【规格】

丸剂：（1）每丸重6g，（2）每100粒重20g。

片剂：每片重0.27g。

【贮藏】密封。

五子衍宗丸

【处方】枸杞子、菟丝子（炒）、覆盆子、五味子（蒸）、车前子（盐炒）。

【功能与主治】补肾益精。用于肾虚精亏所致的阳痿不育、遗精早泄、腰痛、尿后余沥。

【用法与用量】口服。水蜜丸一次6g，小蜜丸一次9g，大蜜丸一次1丸，一日2次。

【禁忌】孕妇忌服。

【注意事项】

1．忌房欲、气恼。

2．忌食生冷食物。

【规格】大蜜丸每丸重9g。

【贮藏】密封。

【药理毒理】

·**长期毒性研究**　按15g/kg、30g/kg和60g/kg生药量分别灌喂SD大鼠五子衍宗丸8周，观察记录其一般情况、进食、大小便、体重，并在第4周、第8周末随机检测肝肾功能等生化指标，解剖动物进行主要脏器尸检，肉眼观察并计算脏器系数，进行病理组织镜检。各组动物在观察期内外观、行为、饮食及大小便正常。服药组大鼠各项指标与对照组相比均无显著性差异。病理组织学检查未见任何脏器异常。该实验证明，五子衍宗丸临床应用是安全无毒的[1]。

【参考文献】

[1] 徐继建，丁志勇，吴依娜，等.五子衍宗丸长期毒性实验研究 [J].湖南中医药导报，2001，7（6）：333-335.

尿毒清颗粒

【处方】 大黄、黄芪、桑白皮、苦参、党参、白术、茯苓、制何首乌、白芍、丹参、川芎、菊花、半夏、车前草、柴胡、甘草。

【功能与主治】 通腑降浊，健脾利湿，活血化瘀。用于慢性肾功能衰竭，氮质血症期和尿毒症早期，中医辨证属脾虚湿浊证和脾虚血瘀证者。本品可降低血肌酐、尿素氮，稳定肾功能，延缓透析时间，对改善肾性贫血，提高血钙、降低血磷也有一定作用。

【用法与用量】 温开水冲服。一日4次，6、12、18时各服1袋，22时服2袋，每日最大量8袋，也可另定服药时间，但两次服药间隔勿超过8小时。

【禁忌】 含糖制剂，糖尿病肾病所致肾衰竭者不宜使用。

【注意事项】

1．孕妇慎用。

2．过敏体质者慎用。

3．坚持长期对原发或继发性肾小球肾炎、高血压病、糖尿病肾病等合理的治疗。

4.限制蛋白饮食，摄入含高热量、维生素及微量元素的食物。

5.血钾高者限制含钾食物，避免食用果汁。对 24 小时尿量＜1500ml 患者，服药时应监测血钾。

6.水肿及高血压者，应限制食盐的摄入，一般每日控制在 2g 以下，而且进水量也应适当限制。

7.因服药每日大便超过 2 次，可酌情减量，避免营养吸收不良和脱水。

8.服药后大便仍干燥者，加服大黄苏打片，一次 4 片，一日 4 次。

【规格】每袋装 5g。

【贮藏】密封保存。

肾衰宁胶囊（颗粒、片）

【处方】太子参、黄连、半夏（制）、陈皮、茯苓、大黄、丹参、牛膝、红花、甘草。

【功能与主治】益气健脾，活血化瘀，通腑泄浊。用于脾胃气虚，浊瘀内阻，升降失调所引起的面色萎黄，腰痛倦怠，恶心呕吐，食欲不振，小便不利，大便黏滞；慢性肾功能不全见上述证候者。

【用法与用量】

胶囊：口服。一次 4 ~ 6 粒，一日 3 ~ 4 次，45 天为一疗程，小儿酌减。

颗粒剂：开水冲服。一次 1 袋，一日 3 ~ 4 次，45 天为一疗程，小儿酌减。

片剂：口服。一次 4 ~ 6 片，一日 3 ~ 4 次，45 天为一疗程，小儿酌减。

【禁忌】有出血症状者，禁止使用。

【注意事项】

1．服药期间，慎用植物蛋白类食物，如豆类等相关食品。

2．服药膈大便每日 2～3 次为宜，超过 4 次者需减量服用。

【规格】

胶囊：每粒装 0.35g。

颗粒剂：每袋装 5g。

片剂：每片重 430mg。

【贮藏】密封，防潮。

（七）气阴两虚证常用中成药品种

黄芪颗粒

【处方】黄芪经提取制成的颗粒。

【功能与主治】补气固表，利尿，托毒排脓，生肌。用于气短心悸，虚脱，自汗，体虚浮肿，慢性肾炎，久泻，脱肛，子宫脱垂，痈疽难溃，疮口久不愈合。

【用法与用量】开水冲服。一次 15g，一日 2 次。

【规格】每袋装 15g。

【贮藏】密封。

【药理毒理】黄芪颗粒其主要成分为黄芪总黄酮（TFA）、黄芪总多糖（TPA）、黄芪总皂苷（TSA），以及一些微量元素，相关文献报道，该药具有提高免疫力，保护肾功能作用[1]。

【参考文献】

[1] 梁秀军．黄芪颗粒的药理作用及其在肾脏疾病中的临床应

用 [J]. 河北医药，2012，34（6）：914-916.

金水宝胶囊（片）

【处方】 发酵虫草菌粉（Cs-4）。

【功能与主治】 补益肺肾，秘精益气。用于肺肾两虚，精气不足，久咳虚喘，神疲乏力，不寐健忘，腰膝酸软，月经不调，阳痿早泄；慢性支气管炎、慢性肾功能不全、高脂血症、肝硬化见上述证候者。

【用法与用量】

胶囊：口服。一次3粒，一日3次；用于慢性肾功能不全者，一次6粒，一日3次。

片剂：口服。一次2片，一日3次；用于慢性肾功能不全者，一次4片，一日3次；或遵医嘱。

【注意事项】

1. 忌不易消化食物。

2. 感冒发热患者不宜服用。

3. 有高血压、心脏病、肝病、糖尿病、肾病等慢性病严重者应在医师指导下服用。

【规格】

胶囊：每粒装0.33g。

片剂：每片重0.75g。

【贮藏】 密封。

【药理毒理】

· **对急性肾毒性损害保护作用** 大鼠肾小管上皮细胞培养试验表明，本品口服大鼠血清对肾小管细胞增殖有明显刺激作用，肾小管细胞再生活跃，说明本品对庆大霉素急性肾损害的保护主要是通过促进损害、坏死后的肾小管细胞修复、再生而起治疗作用的[1]。

【参考文献】

[1] 黎磊石，郑丰，储小曼.金水宝（人工虫草）对大鼠庆大霉素急性肾毒性损害的影响[J].中医药管理杂志，1995，5（特刊）：3-6.

百令胶囊

【处方】 发酵虫草菌粉（Cs-C-Q80）。

【功能与主治】 补肺肾，益精气。用于肺肾两虚引起的咳嗽、气喘、咯血、腰背酸痛；慢性支气管炎的辅助治疗。

【用法与用量】 口服。规格（1）一次5～15粒，规格（2）一次2～6粒，一日3次。

【禁忌】 凡阴虚火旺，血分有热，胃火炽盛，肺有痰热，外感热病者禁用。

【注意事项】

1．忌不易消化食物。

2．感冒发热病人不宜服用。

3．有高血压、心脏病、肝病、糖尿病、肾病等慢性病严重者应在医师指导下服用。

【规格】 每粒装（1）0.2g，（2）0.5g。

【贮藏】 密封。

【药理毒理】

·**对肾小管损伤的保护作用** 百令胶囊可保护肾小管 Na^+-K^+-

ATP酶，促进肾小管上皮细胞产生并分泌表皮因子，增加免疫活性，从而促进肾小管上皮细胞再生所致，本文的测定值证明百令胶囊可有效改善损伤的肾小管功能，抑制肾小管萎缩和肾间质纤维化[1]。

【参考文献】

[1] 刘丽娟，马世尧，袁宝荣. 百令胶囊的药理作用及临床应用 [J]. 中成药，2004，26（6）：493-496.

生脉注射液

【处方】 红参、麦冬、五味子。

【功能与主治】 益气养阴，复脉固脱。用于气阴两亏，脉虚欲脱的心悸、气短，四肢厥冷、汗出、脉欲绝及心肌梗死、心源性休克、感染性休克等具有上述证候者。

【用法与用量】

肌内注射：一次 2 ~ 4ml，一日 1 ~ 2 次。

静脉滴注：一次 20 ~ 60ml，用 5% 葡萄糖注射液 250 ~ 500ml 稀释后使用；或遵医嘱。

【禁忌】

1. 对本品有过敏或严重不良反应病史者禁用。

2. 新生儿、婴幼儿禁用。

3. 本品不宜与中药藜芦或五灵脂同时使用。

【注意事项】

1. 医护人员应在用药前仔细询问患者的过敏史，对使用该药品曾发生过不良反应的患者、过敏体质的患者（包括对其他药品易产生过敏反应的患者）禁用。

2. 临床使用应辨证用药，严格按照药品说明书规定的功能主治使用，禁止超功能主治用药。

3．本品应单独使用，禁忌与其他药品混合使用。谨慎联合用药，如确需联合使用其他药品时，应谨慎考虑与本品的间隔时间以及药品相互作用等问题。

4．医护人员应严格按照说明书规定用量用药，不得超剂量、高浓度应用；儿童、老人应按年龄或体质情况酌情减量；本品稀释前温度应达到室温并现配现用。

5．本品是纯中药制剂，保存不当可能影响产品质量。本品使用前必须对光检查，如发现药液出现混浊、沉淀或瓶身有漏气、裂纹等现象时不得使用。如经 5% 葡萄糖注射液稀释后，出现混浊亦不得使用。

6．严格控制滴速，一般控制在 40 ~ 50 滴 / 分，耐受者方可逐步提高滴速，不宜超过 60 滴 / 分。

7．加强用药监护。用药过程中，应密切观察用药反应，特别是开始 30 分钟。发现异常，立即停药，采取积极救治措施。

8．对老人、儿童、肝肾功能异常患者等特殊人群和初次使用本品的患者应慎重使用，加强监测。对长期使用的在每疗程间要有一定的时间间隔。

【规格】每支装（1）10ml，（2）20ml。

【贮藏】密封，避光，置阴凉处。

【药理毒理】

·**对血流动力学影响**　通过复制绵羊脓毒性休克模型，观察生脉注射液治疗该动物脓毒性休克时产生的血流动力学和氧代谢改变。结果表明，生脉注射液可以通过改善心功能而显著改善脓毒性休克绵羊的血流动力学效应，同时通过提高组织氧供给和组织利用氧的能力而改善组织氧代谢[1]。

·**对血压的双向调节作用** 临床观察发现，生脉注射液使高血压患者血压明显降低，低血压患者血压明显升高[2]。

·**抑制炎性细胞因子的产生** 研究发现，生脉注射液可降低糖尿病肾病患者血清的 TNF-α、IL-6 水平，且 TNF-α、IL-6 的降低与 24h 尿蛋白量的降低及疗效呈正相关。提示生脉注射液可抑制患者炎性细胞因子的产生，并具有免疫调节功能和消炎作用[3]。

【参考文献】

[1] 李书清，杨毅，邱海波，等 . 生脉注射液对脓毒性休克绵羊血流动力学及氧代谢的影响 [J]. 中国中西医结合急救杂志，2008，15（1）：48-50.

[2] 赵菁华，钱小平，胡琦，等 . 生脉注射液对血压双向调节的临床观察 [J]. 中国中医急症，2004，13（6）：367-368.

[3] 段顺元，杨铭，徐军发，等 . 生脉注射液对 2 型糖尿病肾病患者血液肿瘤坏死因子 α 和白细胞介素 6 的影响 [J]. 中国临床康复，2005，9（3）：172-174.

参麦注射液

【处方】 红参、麦冬。

【功能与主治】 益气固脱，养阴生津，生脉。用于治疗气阴两虚型之休克、冠心病、病毒性心肌炎、慢性肺心病、粒细胞减少症。能提高肿瘤患者的免疫机能，与化疗药物合用时，有一定的增效作用，并能减少化疗药物所引起的毒副反应。

【用法与用量】

肌内注射：一次 2～4ml，一日 1 次。

静脉滴注：一次 20 ~ 100ml（用 5% 葡萄糖注射液 250 ~ 500ml 稀释后应用）；或遵医嘱；规格（3）、（4）也可直接滴注。

【禁忌】 对本品有过敏反应或严重不良反应病史者禁用。

【注意事项】

1．阴盛阳衰者不宜用。

2．该药用量过大或应用不当，可引起心动过速，晕厥等症。

3．本品不宜与其它药物在同一容器内混合使用。

4．本品是纯中药制剂，保存不当可能影响产品质量。发现药液出现混浊、沉淀、变色、漏气等现象时不能使用。（本品含有皂苷，晃动后产生泡沫为正常现象，并不影响疗效。）

5．对中药制剂过敏者慎用。

【规格】（1）每支装 10ml，（2）每支装 20ml，（3）每瓶装 50ml，（4）每瓶装 100ml。

【贮藏】 密封，遮光。

【药理毒理】

·**延缓局灶节段性肾小球硬化的进展** 实验中参麦治疗组肾脏组织血流量增加、肾小球硬化指数及肾小球细胞外基质均明显降低，且电镜下的病理改变减轻，均提示参麦可在一定程度上减轻肾小球的组织学损伤，即从组织学上延缓 FSGS 的进展[1]。

·**促进肾小管细胞增殖和减轻肾小管细胞 IR 损伤的作用** 通过实验可观察到，伴随小管细胞脂质过氧化产物的增加，小管细胞存活率显著降低，细胞膜、线粒体的 LDH、ATP 酶含量亦显著降低；与参麦注射液共同孵育后，MDA 含量降低，细胞膜和线粒体的 ATP 酶的含量增加，同参麦注射液具有清除 OFR 的作用相关，进而保持了酶蛋白结构的完整和活性的正常[2]。

【临床报道】18 例急性肾衰患者，病人入院时病程 3 ~ 21d，均有不同程度的水肿、乏力和纳差，其中少尿 13 例，无尿 5 例，无尿最长时间 3d，神经性耳聋 1 例，急性左心功能不全 11 例，血肌酐 422.7 ~ 1730.0μmol/L，平均 676.2μmol/L。全部病人符合 1992 年安徽太平会议拟定的急性肾衰诊断标准。在积极治疗原发病的基础上，给予参麦注射液治疗，结果显示 18 例中痊愈 10 例，痊愈率 55.6%，好转 5 例，无效 3 例，总有效率 83.3%[3]。

【参考文献】

[1] 张碧丽，李志军，宋兰云，等.参麦注射液延缓局灶节段性肾小球硬化进展的实验研究 [J].华西药学杂志，2002，（4）.

[2] 黄珀，郭勇，王明勇，等.参麦对缺血再灌注鼠肾小管细胞损伤的作用 [J].泸州医学院学报，2002，（3）.

[3] 赵红，孙勇，张英.参麦注射液治疗急性肾衰 18 例观察 [J].河北医药，2000，（10）.

（八）阴竭阳脱证常用中成药品种

参附注射液

见本病"脾肾阳衰证常用中成药品种"。

生脉注射液

见本病"气阳两虚证常用中成药品种"。

参麦注射液

见本病"气阳两虚证常用中成药品种"。

附二

治疗急性肾功能衰竭的常用中成药简表

证型	药物名称	功能	主治病证	用法用量	备注
湿热蕴结证	四妙丸	清热利湿。	用于湿热下注所致的痹病，症见足膝红肿，筋骨疼痛。	口服。一次6g，一日2次。	药典，医保
	黄柏胶囊	清热燥湿，泻火除蒸，解毒疗疮。	用于湿热泻痢，黄疸，带下，热淋，脚气，痿躄，骨蒸劳热，盗汗，遗精，疮疡肿毒，湿疹瘙痒。	口服。一次3～4粒，一日3～4次。	
	黄连胶囊	清热燥湿，泻火解毒。	用于湿热蕴毒所致的痢疾、黄疸，症见发热、黄疸、吐泻、纳呆、尿黄如茶、目赤吞酸、牙龈肿痛、或大便脓血。	口服。一次2～6粒，一日3次。	药典
	甘露消毒丸	芳香化湿，清热解毒。	用于暑湿蕴结，身热肢酸，胸闷腹胀，尿赤黄疸。	口服。一次6～9g，一日2次。	药典，医保
热毒炽盛证	栀子金花丸	清热泻火，凉血解毒。	用于肺胃热盛，口舌生疮，牙龈肿痛，目赤眩晕，咽喉肿痛，吐血衄血，大便秘结。	口服。一次9g，一日1次。	药典
	栀芩清热液	疏风散热，清热解毒。	用于三焦热毒炽盛，发热头痛，口渴，尿赤等。	口服。一次10～20ml，一日2次。	

续表

证型	药物名称	功能	主治病证	用法用量	备注
热毒炽盛证	醒脑安神胶囊	清热解毒，清脑安神。	用于头身高热、头昏脑晕，言语狂燥，眼花，咽喉肿痛，小儿内热惊风抽搐。对高血压、神经官能症、神经性头痛、失眠等皆有清脑镇静作用。	口服。一次2～4粒，一日3次，神经官能症者可适当增量或遵医嘱，小儿酌减。	
	黄柏胶囊	清热燥湿，泻火除蒸，解毒疗疮。	用于湿热泻痢，黄疸，带下，热淋，脚气，痿躄，骨蒸劳热，盗汗，遗精，疮疡肿毒，湿疹瘙痒。	口服。一次3～4粒，一日3～4次。	
邪毒内侵证	片仔癀胶囊	清热解毒，凉血化瘀，消肿止痛。	用于热毒血瘀所致的急、慢性病毒性肝炎，痈疽疔疮，无名肿毒，跌打损伤及各种炎症。	口服。一次2粒，一至五岁儿童一次1粒；一日3次，或遵医嘱。	药典
	丹参注射液	活血化瘀，通脉养心。	用于冠心病胸闷，心绞痛。	肌内注射，一次2～4ml，一日1～2次；静脉注射，一次4ml（用50%葡萄糖注射液20ml稀释后使用），一日1～2次；静脉滴注，一次10～20ml（用5%葡萄糖注射液100～500ml稀释后使用），一日1次；或遵医嘱。	基药，医保
	浓缩水牛角丸	清热解毒，凉血定惊。	用于温病高热，神昏谵语，发斑发疹，吐血，衄血，惊风，癫狂。	口服。一次5～10片，一日2次。	

证型	药物名称	功 能	主治病证	用法用量	备注
邪毒内侵证	肾衰康灌肠液（肾衰宁灌肠液）	清热解毒，益气利尿，活血化瘀。	用于急性肾功能衰竭。	普通型：灌肠。成人一次100ml，小儿按2ml/kg体重计算。用时加4%碳酸氢钠溶液10～20ml，保留30分钟后放出，一日6～8次；或遵医嘱。浓缩型：直肠灌注。一次20ml，一日6次；或遵医嘱。	
瘀血阻络证	丹红注射液	活血化瘀，通脉舒络。	用于瘀血闭阻所致的胸痹及中风，症见胸痛，胸闷，心悸，口眼歪斜，言语蹇涩，肢体麻木，活动不利等症；冠心病、心绞痛、心肌梗死、瘀血型肺心病、缺血性脑病、脑血栓见上述证候者。	肌内注射，一次2～4ml，一日1～2次；静脉注射，一次4ml，加入50%葡萄糖注射液20ml稀释后缓慢注射，一日1～2次；静脉滴注，一次20～40ml，加入5%葡萄糖注射液100～500ml稀释后缓慢滴注，一日1～2次；伴有糖尿病等特殊情况时，改用0.9%的生理盐水稀释后使用；或遵医嘱。	医保
	红花注射液	活血化瘀。	用于治疗闭塞性脑血管疾病，冠心病，脉管炎。	治疗闭塞性脑血管疾病：静脉滴注。一次15ml，用10%葡萄糖注射液250～500ml稀释后应用，一日1次。15～20次为一疗程。治疗冠心病：静脉滴注。一次5～20ml，用5%～10%葡萄糖注射液250～500ml稀释后应用，一日1次。10～14次为一疗程，疗程间隔为7～10日。治疗脉管炎：肌内注射。一次2.5～5ml，一日1～2次。	医保

证型	药物名称	功能	主治病证	用法用量	备注
瘀血阻络证	血府逐瘀丸（口服液、胶囊）	活血祛瘀，行气止痛。	用于气滞血瘀所致的胸痹、头痛日久、痛如针刺而有定处、内热烦闷、心悸失眠、急躁易怒。	丸剂：空腹，用红糖水送服。规格（1）大蜜丸，一次1~2丸；规格（2）水蜜丸，一次6~12g；规格（3）水丸，一次1~2袋；规格（4）小蜜丸，一次9~18g（45~90丸），一日2次。口服液：口服。一次10ml，一日3次，或遵医嘱。胶囊：口服。一次6粒，一日2次，1个月为一疗程。	丸剂：基药，医保口服液：基药胶囊：药典，基药，医保
血虚津枯证	阿胶补血膏	滋阴补血，补中益气，健脾润肺。	用于久病体弱，血亏目昏，虚痨咳嗽。	口服。一次20g，早晚各一次。	
	四物合剂（胶囊、颗粒、片）	养血调经。	用于血虚所致的面色萎黄、头晕眼花、心悸气短及月经不调。	合剂：口服。一次10~15ml，一日3次。用时摇匀。胶囊：口服。一次5~7粒，一日3次。颗粒剂：温开水冲服。一次5g，一日3次。片剂：口服。一次4~6片，一日3次。	合剂：药典胶囊：医保颗粒剂：医保片剂：医保
脾肾阳衰证	参附注射液	回阳救逆，益气固脱。	主要用于阳气暴脱的厥脱症（感染性、失血性、失液性休克等）；也可用于阳虚（气虚）所致的惊悸、怔忡、喘咳、胃疼、泄泻、痹证等。	肌内注射：一次2~4ml，一日1~2次。静脉滴注：一次20~100ml，（用5%~10%葡萄糖注射液250~500ml稀释后使用）。静脉推注：一次5~20ml（用5%~10%葡萄糖注射液20ml稀释后使用）。或遵医嘱。	医保

证型	药物名称	功 能	主治病证	用法用量	备注
脾肾阳衰证	金匮肾气丸（片）	温补肾阳，化气行水。	用于肾虚水肿，腰膝酸软，小便不利，畏寒肢冷。	丸剂：口服。规格（1）大蜜丸，一次1丸；规格（2）水蜜丸，一次4～5g（20～25粒），一日2次。片剂：口服。一次4片，一日2次。	基药，医保
	五子衍宗丸	补肾益精。	用于肾虚精亏所致的阳痿不育、遗精早泄、腰痛、尿后余沥。	口服。水蜜丸一次6g，小蜜丸一次9g，大蜜丸一次1丸，一日2次。	药典
	尿毒清颗粒	通腑降浊，健脾利湿，活血化瘀。	用于慢性肾功能衰竭，氮质血症期和尿毒症早期，中医辨证属脾虚湿浊证和脾虚血瘀证者。本品可降低血肌酐、尿素氮，稳定肾功能，延缓透析时间，对改善肾性贫血，提高血钙、降低血磷也有一定作用。	温开水冲服。每日四次，6、12、18时各服一袋，22时服2袋，每日最大量8袋，也可另订服药时间，但两次服药间隔勿超过8小时。	基药，医保
	肾衰宁胶囊（颗粒、片）	益气健脾，活血化瘀，通腑泄浊。	用于脾胃气虚，浊瘀内阻，升降失调所引起的面色萎黄，腰痛倦怠，恶心呕吐，食欲不振，小便不利，大便黏滞；慢性肾功能不全见上述证候者。	胶囊：口服。一次4～6粒，一日3～4次，45天为一疗程，小儿酌减。颗粒剂：开水冲服。一次1袋，一日3～4次，45天为一疗程，小儿酌减。片剂：口服。一次4～6片，一日3～4次，45天为一疗程，小儿酌减。	胶囊：药典，医保颗粒剂：医保片剂：医保

证型	药物名称	功能	主治病证	用法用量	备注
气阴两虚证	黄芪颗粒	补气固表，利尿，托毒排脓，生肌。	用于气短心悸，虚脱，自汗，体虚浮肿，慢性肾炎，久泻，脱肛，子宫脱垂，痈疽难溃，疮口久不愈合。	开水冲服。一次15g，一日2次。	医保
	金水宝胶囊（片）	补益肺肾，秘精益气。	用于肺肾两虚，精气不足，久咳虚喘，神疲乏力，不寐健忘，腰膝酸软，月经不调，阳痿早泄；慢性支气管炎、慢性肾功能不全、高脂血症、肝硬化见上述证候者。	胶囊：口服。一次3粒，一日3次；用于慢性肾功能不全者，一次6粒，一日3次。片剂：口服。一次2片，一日3次；用于慢性肾功能不全者，一次4片，一日3次；或遵医嘱。	胶囊：药典，医保片剂：药典，医保
	百令胶囊	补肺肾，益精气。	用于肺肾两虚引起的咳嗽、气喘、咯血、腰背酸痛；慢性支气管炎的辅助治疗。	口服。规格（1）一次5～15粒，规格（2）一次2～6粒，一日3次。	药典，医保
	生脉注射液	益气养阴，复脉固脱。	用于气阴两亏，脉虚欲脱的心悸、气短、四肢厥冷、汗出、脉欲绝及心肌梗死、心源性休克、感染性休克等具有上述证候者。	肌内注射：一次2～4ml，一日1～2次。静脉滴注。一次20～60ml，用5％葡萄糖注射液250～500ml稀释后使用；或遵医嘱。	基药，医保
	参麦注射液	益气固脱，养阴生津，生脉。	用于治疗气阴两虚型之休克、冠心病、病毒性心肌炎、慢性肺心病、粒细胞减少症。能提高肿瘤患	肌内注射：一次2～4ml，一日1次。静脉滴注：一次20～100ml（用5％葡萄糖注射液250～500ml稀释后应用）；或遵医嘱；规格（3）、（4）也可直接滴注。	基药，医保

续表

证型	药物名称	功能	主治病证	用法用量	备注
气阴两虚证			者的免疫机能，与化疗药物合用时，有一定的增效作用，并能减少化疗药物所引起的毒副反应。		
阴竭阳脱证	参附注射液	见182页	同前	同前	同前
	生脉注射液	见184页	同前	同前	同前
	参麦注射液	见184页	同前	同前	同前

慢性肾功能衰竭

　　慢性肾功能衰竭（Chronic Renal Failure，CRF），简称慢性肾衰，或称为慢性肾功能不全，是指各种原发性或继发性慢性肾脏疾病（Chronic Kidney Disease，CKD）所致进行性肾功能损害所出现的一系列症状或代谢紊乱的临床综合征。我国近年的流行病学调查资料显示，CKD 的年发病率为 2‰ ~ 3‰，每年每百万人口中约有 300 人死于肾衰竭。在我国 CRF 目前仍以 IgA 肾病为主的原发性肾小球肾炎最为多见，其次为糖尿病肾病、高血压肾病、狼疮性肾炎、梗阻性肾病以及多囊肾等。但近年来随着人口老龄化，糖尿病肾病、高血压肾病的发病率也较以前明显升高。CRF 起病隐匿，早起仅表现为基础症状，如食欲减退、夜尿增多、尿渗透压降低等。随病情发展可主要表现为肾功能减退，代谢产物潴留，水电解质及酸碱平衡失调等。CRF 的发病机制颇为复杂，目前尚无一种学说能完整地解释其全部发病过程，但可能存在的机制有"肾小球高滤过学说"、"矫枉失衡学说"、"肾小管高代谢学说"、"脂质代谢紊乱学说"、"尿毒症毒素学说"等。

　　实验室检查中，肾功能检查可发现：肌酐清除率（Ccr）降低，血尿素氮（BUN）、血肌酐（Scr）升高，尿比重固定。当肾小球滤过率＜ 15ml/min 时，贫血明显，血常规红细胞（RBC）大约在 2×10^{12}/L 左右。电解质紊乱、酸中毒早期不明显，但当肾小球率过滤（GFR）＜20ml/min 时，有轻度酸中毒，电解质可能不正常。B 超出现双肾结构紊乱，肾脏缩小。X 线显示心脏扩大等。

CRF 的治疗原则就是根据慢性肾衰的不同阶段，选择不同的防治策略。首先重视对原发疾病和加重因素的治疗，其次要给予患者一体化治疗，包括饮食治疗、并发症的治疗（控制高血压、纠正贫血、纠正水电解质和酸碱平衡紊乱、治疗感染、防治心血管并发症等）和肾脏替代治疗。

慢性肾功能衰竭根据其临床表现，属于中医学"水肿"、"癃闭"、"关格"、"溺毒"、"虚劳"等范畴。

一、中医病因病机分析及常见证型

中医学认为，慢性肾功能衰竭病程较长，病机错综复杂，既有正气耗损，又有邪气蕴阻，多为本虚标实，虚实夹杂之证，常因外邪侵袭，或过度劳累、饮食不节而病情反复。其病机可概括为"虚、浊、瘀、毒"。虚以肾为中心，兼及肝脾肺，随病情进展，阴损及阳或阳损及阴，出现肾、脾、肺、肝气阴两虚及脾肾阳气虚衰，且多同时兼夹、瘀、浊、毒等实邪。肾脏阴阳失调，三焦气化失司，升降开合失常，饮食不能化生精微反成湿浊。久病及络而络阻血瘀。本病患者多虚，虚则易招外邪，正虚不能驱邪，邪留酿毒。总之本病以本虚为主，邪实为标，虚、浊、瘀、毒四大因素互为因果，恶性循环，最后形成多脏受损的复杂局面。

本病以正气虚损为发病的主因，而水湿、湿浊、瘀血等是在本虚基础上产生的标证，因此辨证常分为脾肾气虚、脾肾阳虚、肝肾阴虚、气阴两虚、阴阳两虚、水湿内停、湿浊困阻、瘀血内阻等八种基本证型。

二、辨证选择中成药

1. 脾肾气虚证

【临床表现】面色无华，少气乏力，纳差腹胀，大便偏稀，口黏口淡，不渴，或渴不欲饮，或饮亦不多，腰膝酸痛，夜尿频多，舌淡有齿痕，脉象沉弱。

【辨证要点】本证多见于慢性肾衰氮质血症期，以倦怠乏力，腰膝酸软，纳少腹胀，口淡不渴，夜尿清长，舌淡，脉沉弱为辨证要点。

【病机简析】脾肾之气俱虚，脾气虚则失于健运，水谷精微不能上濡于面则面色无华，水谷精微不得化生则气血乏源，少气乏力，舌淡有齿痕，脉象沉弱，胃肠受纳及传化功能失常，则纳差腹胀，大便偏稀，脾虚易生湿浊，则口黏口淡，不渴，或渴不欲饮，或饮而不多；腰为肾之府，肾气虚则腰失濡养故腰膝酸痛，肾气虚则气不化水而夜尿频多。

【治法】健脾补肾。

【辨证选药】人参健脾丸、四君子丸、金水宝胶囊（片）、百令胶囊、金匮肾气丸（片）、五子衍宗丸、肾康宁片（胶囊、颗粒）。

此类中成药多含有人参、党参、黄芪、茯苓、白术、山萸肉、地黄以益气健脾补肾。

2. 脾肾阳虚证

【临床表现】面色苍白，神疲乏力，纳差便溏，或有水肿，口黏口淡不渴，腰膝酸痛或腰部冷痛，或有畏寒肢冷，夜尿频多清长，舌淡嫩胖，齿痕明显，脉象沉弱。

【辨证要点】本证可见于慢性肾衰中晚期。以倦怠乏力，腰膝酸软冷痛，畏寒肢冷，纳少腹胀，口淡不渴，夜尿清长，舌淡，脉沉弱为辨证要点。

【病机简析】脾阳虚不能化生气血，气血来源不充，形体失养，故面色苍白，倦怠乏力；不能健运，胃肠受纳及传化功能失常，故纳差便溏。脾阳虚不能运化水湿，肾阳虚不能温化水湿，故水湿停留而为湿浊之邪，泛滥于肌肤，则成水肿，水湿停留体内则口黏口淡不渴。腰为肾之府，督脉络肾贯膝而督诸阳，肾阳不足，失于温煦，故腰膝酸痛，或腰部冷痛或畏寒肢冷，肾阳不固，气化不及，水不化气，故夜尿频多清长，舌淡嫩胖，齿痕明显，脉沉弱。

【治法】温阳健脾。

【辨证选药】肾康宁片（胶囊、颗粒）、尿毒清颗粒、金匮肾气丸（片）、右归丸。

此类中成药多以黄芪、白术、茯苓、党参、附子、肉桂、干姜温补肾阳及中焦之阳。肾阳虚多兼气虚，故多配伍益气之品。

3. 肝肾阴虚证

【临床表现】面色萎黄，口苦口干或喜凉饮，目睛干涩，大便干结，腰膝酸痛，手足心热，头晕耳鸣，舌淡红形瘦，无苔或薄黄，脉细或弦细。

【辨证要点】本证多见于慢性肾衰竭的尿毒症期，以目睛干涩，腰膝酸痛，手足心热，头晕耳鸣，舌淡红形瘦，无苔，脉细或弦细为辨证要点。

【病机简析】肝肾阴虚，不能濡养于面则面色萎黄；阴亏火旺，肝火上炎灼伤津液则口苦口干喜饮或喜凉饮；目为肝之窍，肝阴亏虚不能上荣于目，故目睛干涩；肝肾阴虚，阴虚肠道失润，故大便干结；腰为肾之府，肾阴虚失于濡养则腰膝酸痛；肝阴不足，肝阳偏亢，上扰清窍；肾阴不足，髓海亏乏，脑失濡养，二者均可致头晕耳鸣；手足心热为肝肾阴虚之象；脉细或弦细，舌淡红形瘦，无苔或薄黄皆肝肾阴虚之候。

【治法】滋补肝肾。

【辨证选药】二至丸、大补阴丸、知柏地黄丸、肾肝宁胶囊。

此类中成药多由熟地、山药、山萸肉、牛膝、女贞子、旱莲草等药物组成，可发挥良好的滋补肝肾的作用。

4. 气阴两虚证

【临床表现】面色萎黄，精神萎靡，倦怠乏力，心慌气短，腰酸膝软，口干咽燥，口中尿臭，五心烦热，夜尿频多，舌质淡红少津，或有齿痕，脉沉细数。

【辨证要点】本证多见于肾功能代偿期及氮质血症期。以面色萎黄，心慌气短，口干咽燥，五心烦热，夜尿频多，舌质淡红少津，或有齿痕，脉沉细数为辨证要点。

【病机简析】脾气虚中气不足则气短、乏力倦怠；脾虚水谷化生不能，气血生化无源，故面色萎黄，精神萎靡，心慌，舌质淡有齿痕，脉弱；腰为肾之府，骨乃肾所主，肾虚失养，故腰酸膝软；肾阴亏虚，则口干咽燥，舌淡红少津；虚火内扰则五心烦热，脉细数；气阴亏虚，固摄无权则夜尿频多。

【治法】益气养阴，补肾固摄。

【辨证选药】黄芪颗粒、生脉饮（颗粒、胶囊）、金水宝胶囊（片）、百令胶囊、生脉注射液、参麦注射液、肾康注射液。

此类中成药组成多以黄芪、麦冬为主，可发挥良好的益气养阴功效。

5. 阴阳两虚证

【临床表现】神疲乏力，面色少华，形寒肢冷，五心烦热，口干咽燥，腰膝酸软，夜尿清长，大便或溏或干，怕冷怕热，渴不欲饮，唇甲苍白，舌体胖质淡、舌边有齿痕，舌苔黄白相间，脉沉细无力。

【辨证要点】本证以神疲乏力，形寒肢冷，五心烦热，腰膝酸软，怕冷怕热，舌体胖质淡、舌边有齿痕，舌苔黄白相间，脉沉细无力为辨证要点。

【病机简析】慢性肾衰病程迁延，积损成虚，特别是在病程的中后期，正虚则成为病之主要矛盾。病位主要责之脾、肾。脾气虚则运化无权，气血生化乏源，气虚无以生血，气血亏虚则无以充养肌肉筋骨，临床常见气虚并见血虚之证，如神疲乏力、面色无华、唇甲苍白、不思饮食、便溏或干，舌质胖，苔腻，脉沉细无力。气虚日久，则出现阳虚，阳损及阴之证。阴阳俱虚，心神失养则精神萎靡；阴虚体无所养，阳虚体无所动，故极度乏力；阳虚不能温煦机体，故形寒肢冷；阴虚则内热，故手足心热；阳气虚清气不升，阴虚则不能上荣，故头晕目眩、渴不欲饮；肾阴阳不足，腰府失养，则腰膝酸软；脾肾阳虚，寒水泛滥，临床可见形寒肢冷，面肢浮肿，纳呆便溏，夜尿清长。阴虚相火旺则小便黄赤；舌淡胖大有齿痕，脉沉细弱均属疾病后期气血阴阳俱虚，并累及五脏之候。

【治法】益气养血，调补阴阳。

【辨证选药】肾康宁片（胶囊、颗粒）、尿毒清颗粒、金匮肾气丸（片）、右归丸。

此类中成药多由黄芪、太子参、山药、熟地、丹参、附子、菟丝子、何首乌、茯苓、泽泻等药物组成，可发挥良好的益气养血，调补阴阳的作用。

6. 水湿内停证

【临床表现】全身水肿，双下肢为甚，倦怠乏力，气短懒言，纳少便溏，腰膝酸软，夜尿清长，或形寒肢冷，腹胀纳少便溏，溲少夜尿多，腰膝酸冷，舌体淡胖边有齿痕，苔薄白，脉沉细或沉迟。

【辨证要点】全身中度水肿或胸腹水，舌体淡胖边有齿痕，苔薄白，脉沉细或沉迟。

【病机简析】此证多伤及脾肾，脾气虚则运化水液功能失常，水液不能布散；肾气虚则失于对水液的气化蒸腾作用，水液内停，泛溢肌肤发为浮肿。水湿为阴邪，故双下肢肿明显。脾气虚，清阳不布，则四肢不得温养，而倦怠乏力，脾失健运故纳少；水湿不化，流注肠中则便溏；腰为肾之府，肾主骨生髓，肾虚腰府失养则腰膝酸软；肾主水，司二便，肾气虚，气化不利则夜尿清长。或肾阳衰弱，命门火衰，既不能自制阴寒，统摄水液，又不能温煦脾土，阳虚不能气化行水则尿少，水湿流散四肢则肢体浮肿，脾肾阳虚，肢体、腰府失于温养，故见形寒肢冷，腰膝酸冷；脾阳不振，健运失常，故腹胀纳少便溏；肾阳亏虚，膀胱气化不利，固摄失司故夜尿频多。舌体淡胖边有齿痕，苔薄白，脉沉细或沉迟为脾肾阳虚之象。

【治法】健脾益肾，利水消肿。

【辩证选药】济生肾气丸、尿毒灵灌肠液、五苓散（胶囊、片）、金匮肾气丸（片）、强肾片、肾康宁片（胶囊、颗粒）。

此类中成药多由黄芪、山药、附子、牛膝、山茱萸、茯苓、泽泻、车前子、牡丹皮等药物组成，可发挥良好的健脾益肾，利水化湿的作用。

7. 湿浊困阻证

【临床表现】恶心呕吐，肢体困重，胸闷，食少纳呆，脘腹胀满，口中黏腻，舌质淡或舌体胖有齿痕，舌苔白厚腻。

【辨证要点】恶心呕吐，肢体困重，口中黏腻，舌苔白厚腻。

【病机简析】本证属标实之证，可兼夹于 CRF 的各阶段。湿痰之证，多由脾失健运，湿邪凝聚，气机阻滞，郁积而成。脾为生痰之源，痰阻气机，胃失和降，兼溺毒浊邪上逆则恶心、呕吐，脘腹胀满；脾为湿困，运化失司，则肢体困重；湿邪中阻则口中黏腻、食少纳呆。舌质淡或舌体胖，苔白厚腻皆属脾失健运，湿痰蕴阻之征。

【治法】燥湿化痰，降逆止呕。

【辨证选药】肾衰宁胶囊（颗粒、片）、四妙丸、黄连胶囊、甘露消毒丸。

此类中成药多由陈皮、半夏、茯苓、大黄、黄连等药物组成，可燥湿化痰，通腑泄浊，兼清热，湿浊得去，中焦健运，从而可改善恶心呕吐、纳少、肢体困重之症状。

8. 瘀血内阻证

【临床表现】面色晦黯，甚则黧黑，唇暗，腰痛固定或刺痛，肌肤甲错或肢体麻木，甚则皮肤瘀点或瘀斑，头痛少寐，五心烦热，午后或夜间发热，口干漱水不欲咽，恶心、呕吐，腹大而胀，小便不利，舌质紫黯或有瘀点、瘀斑，脉涩、紧、沉迟。

【辨证要点】本证以面色晦黯，唇暗，腰痛固定，皮肤瘀点或瘀斑，舌质紫黯或有瘀点、瘀斑，脉涩为辨证要点。

【病机简析】血瘀证贯穿慢性肾衰整个过程，常表现为虚实兼夹。久病入络，湿热毒邪入侵血分，血络瘀阻，瘀血内阻，水液停聚，腹大而胀，小便不利，或局部青紫、漫肿刺痛，舌淡紫或有斑点，脉涩等为常见证候表现。血络不通则痛，故腰痛如针刺。血瘀则不荣机体，故肢体麻木。

【治法】活血化瘀。

【辨证选药】大黄蜜虫丸、尿毒清颗粒、肾衰宁胶囊、血府逐瘀丸（口服液、胶囊）。

此类中成药多由桃仁、红花、丹参、赤芍、当归等药物组成，具有活血化瘀和血功效。

三、用药注意

临床选药必须遵循中医辨证论治的思想，选择对证药物。另外，慢性肾功能衰竭虚证多兼夹标实，故选择用药时忌一味补益。患者就诊时应当告知医师或药师正在服用的其他药品。日常生活中需避风寒、风热、暑湿等外邪，饮食宜清淡，忌肥甘油腻食物，以优质低蛋白饮食为主。药品贮藏宜得当，密封后存于阴凉干燥处，若药品性状发生改变禁止服用。儿童若需用药，务请咨询医师，并必须在成人的监护下使用。对于具体药品的饮食禁忌、配伍禁忌、妊娠禁忌、证候禁忌、病证禁忌、特殊体质禁忌、特殊人群禁忌等，请仔细阅读各药品具体内容中。对于慢性肾功能衰竭者，尤其应注意避免使用肾毒性的药物。

附一

常用治疗慢性肾功能衰竭的中成药药品介绍

（一）脾肾气虚证常用中成药品种

人参健脾丸

【处方】人参、白术（麸炒）、茯苓、山药、陈皮、木香、砂仁、炙黄芪、当归、酸枣仁（炒）、远志（制）。

【功能与主治】健脾益气，和胃止泻。用于脾胃虚弱所致的饮食不化，脘闷嘈杂，恶心呕吐，腹痛便溏，不思饮食，体弱倦怠。

【用法与用量】口服。水蜜丸一次 8g，大蜜丸一次 2 丸，一日 2 次。

【注意事项】

1．本品宜饭前服用或进食同时服。

2．服本药时不宜同时服用藜芦、五灵脂、皂荚或其制剂。

3．不宜喝茶和吃萝卜以免影响药效。

4．不宜和感冒类药同时服用。

【规格】水蜜丸，每 100 粒重 10g；大蜜丸，每丸重 6g。

【贮藏】密封。

四君子丸

【处方】党参、白术（炒）、茯苓、炙甘草。

【功能与主治】益气健脾。用于脾胃气虚，胃纳不佳，食少便溏。

【用法与用量】口服。一次 3 ~ 6g，一日 3 次。

【注意事项】

1．忌不易消化食物。

2．感冒发热患者不宜服用。

3．有高血压、心脏病、肝病、糖尿病、肾病等慢性病严重者应在医师指导下服用。

【规格】每袋装 3g，每盒装 15 袋。

【贮藏】密闭，防潮。

金水宝胶囊（片）

【处方】发酵虫草菌粉（Cs-4）。

【功能与主治】补益肺肾，秘精益气。用于肺肾两虚，精气不足，久咳虚喘，神疲乏力，不寐健忘，腰膝酸软，月经不调，阳痿早泄；慢性支气管炎、慢性肾功能不全、高脂血症、肝硬化见上述证候者。

【用法与用量】

胶囊：口服。一次 3 粒，一日 3 次；用于慢性肾功能不全者，一次 6 粒，一日 3 次。

片剂：口服。一次 2 片，一日 3 次；用于慢性肾功能不全者，一次 4 片，一日 3 次；或遵医嘱。

【注意事项】

1．忌不易消化食物。

2．感冒发热患者不宜服用。

3．有高血压、心脏病、肝病、糖尿病、肾病等慢性病严重者应在医师指导下服用。

【规格】

胶囊：每粒装 0.33g。

片剂：每片重 0.75g。

【贮藏】密封。

【药理毒理】

· **防治慢性肾功能衰竭** 实验用大鼠 4/6 肾大部分切除制作慢性肾功能衰竭模型。口服本品，系统观察肾功能演变，实验结果表明，本品能有效地降低 Scr、BUN，减缓内生肌酐清除率下降，明显改善残余肾组织功能，减轻肾功能衰竭大鼠体重下降，提高血红蛋白和白蛋白浓度，减少尿蛋白量，降低血脂，纠正慢性肾衰的脂质代谢紊乱[1]。

【临床报道】观察金水宝胶囊治疗慢性肾功能衰竭 164 例，治疗组：治疗后 SCr、BUN、24h 尿蛋白量及 LDL-C 显著下降，而 Hb 及 ALB 明显升高。对照组：治疗后 BUN、24h 尿蛋白及 Hb 有下降趋势，而 SCr、LDL-C、ALB 有上升趋势，且均无统计学意义[2]。

【参考文献】

[1] 刘强，马济民，冯菡芳，等.虫草醇治疗慢性肾衰大鼠的观察 [J].上海第二医科大学学报，1995，15（增刊）：22

[2] 陈钦开，周静，罗来敏，等.金水宝胶囊治疗慢性肾功能衰竭 164 例 [J].中国中医药信息杂志，2003，（5）.

百令胶囊

【处方】发酵虫草菌粉（Cs-C-Q80）。

【功能与主治】补肺肾，益精气。用于肺肾两虚引起的咳嗽、气喘、咯血、腰背酸痛；慢性支气管炎的辅助治疗。

【用法与用量】 口服。规格（1）一次5～15粒，规格（2）一次2～6粒，一日3次。

【禁忌】 凡阴虚火旺，血分有热，胃火炽盛，肺有痰热。外感热病者禁用。

【注意事项】

1．忌不易消化食物。

2．感冒发热患者不宜服用。

3．有高血压、心脏病、肝病、糖尿病、肾病等慢性病严重者应在医师指导下服用。

【规格】 每粒装（1）0.2g，（2）0.5g。

【贮藏】 密封。

【临床报道】

1．慢性肾功衰竭患者60例，随机分为治疗组和对照组，治疗组应用常规治疗＋百令胶囊，对照组应用常规治疗，治疗天数均为60天，进行统计分析。结果：治疗组较对照组患者肾功能、血浆蛋白、贫血状态等均有不同程度的改善[1]。

2．通过对82例慢性3期和4期肾脏病患者的临床观察，表明慢性肾脏病患者应用百令胶囊能改善血管内皮功能，降低其动脉粥样硬化的发生率[2]。

【参考文献】

[1] 卫荣，马丽，王秀玲．百令胶囊治疗慢性肾功衰竭的临床观察 [J]．新疆中医药，2004，（4）．

[2] 刘伦志．百令胶囊对慢性肾脏病患者血管内皮功能及动脉粥样硬化的影响 [J]．湖北民族学院学报（医学版），2012，（1）．

金匮肾气丸（片）

【处方】地黄、山茱萸（酒炙）、山药、牡丹皮、泽泻、茯苓、桂枝、附子（炙）、牛膝（去头）、车前子（盐炙）。

【功能与主治】温补肾阳，化气行水。用于肾虚水肿，腰膝酸软，小便不利，畏寒肢冷。

【用法与用量】

丸剂：口服。规格（1）大蜜丸，一次1丸；规格（2）水蜜丸，一次4～5g（20～25粒），一日2次。

片剂：口服。一次4片，一日2次。

【禁忌】孕妇忌服。

【注意事项】

1. 忌房欲、气恼。

2. 忌食生冷食物。

【规格】

丸剂：（1）每丸重6g，（2）每100粒重20g。

片剂：每片重0.27g。

【贮藏】密封。

五子衍宗丸

【处方】枸杞子、菟丝子（炒）、覆盆子、五味子（蒸）、车前子（盐炒）。

【功能与主治】补肾益精。用于肾虚精亏所致的阳痿不育、遗精早泄、腰痛、尿后余沥。

【用法与用量】口服。水蜜丸一次6g，小蜜丸一次9g，大蜜丸一次 1 丸，一日 2 次。

【禁忌】孕妇忌服。

【注意事项】

1．忌房欲、气恼。

2．忌食生冷食物。

【规格】水蜜丸，每 100 粒重 10g；大蜜丸，每丸重 9g。

【贮藏】密封。

肾康宁片（胶囊、颗粒）

【处方】黄芪、丹参、茯苓、泽泻、益母草、淡附片、锁阳、山药。

【功能与主治】补脾温肾，渗湿活血。用于脾肾阳虚、血瘀湿阻所致的水肿。症见浮肿、乏力、腰膝冷痛；慢性肾炎见上述证候者。

【用法与用量】

片剂：口服。一次 5 片，一日 3 次。

胶囊：口服。一次 1 粒，一日 3 次。

颗粒剂：口服。一次 1 袋，一日 3 次。

【禁忌】孕妇禁用。

【注意事项】

1．忌辛辣、生冷、油腻食物，宜低蛋白饮食，避免剧烈运动。

2．感冒发热患者不宜服用。

3．本品宜饭后服用。

【规格】

片剂：每片重 0.33g（薄膜衣片）。

胶囊：每粒装 0.43g。

颗粒剂：每袋装 5g。

【贮藏】密封，防潮。

（二）脾肾阳虚证常用中成药品种

肾康宁片（胶囊、颗粒）

见本病"脾肾气虚证常用中成药品种"。

尿毒清颗粒

【处方】大黄、黄芪、桑白皮、苦参、白术、茯苓、制何首乌、白芍、丹参、车前草。

【功能与主治】通腑降浊，健脾利湿，活血化瘀。用于慢性肾功能衰竭，氮质血症期和尿毒症早期、中医辨证属脾虚湿浊证和脾虚血瘀证者。本品可降低血肌酐、尿素氮、稳定肾功能，延缓透析时间，对改善肾性贫血，提高血钙、降低血磷也有一定作用。

【用法与用量】温开水冲服。一日 4 次，6、12、18 时各服 1 袋，22 时服 2 袋，一日最大量 8 袋，也可另订服药时间，但两次服药间隔勿超过 8 小时。

【禁忌】含糖制剂，糖尿病肾病所致肾衰竭者不宜使用。

【注意事项】

1.孕妇慎用。

2．过敏体质者慎用。

3．坚持长期对原发或继发性肾小球肾炎、高血压病、糖尿病肾病等合理的治疗。

4．限制蛋白饮食，摄入含高热量、维生素及微量元素的食物。

5．血钾高者限制含钾食物，避免食用果汁。对 24 小时尿量＜1500ml 患者，服药时应监测血钾。

6．水肿及高血压者，应限制食盐的摄入，一般每日控制在 2g 以下，而且进水量也应适当限制。

7．因服药每日大便超过 2 次，可酌情减量，避免营养吸收不良和脱水。

8．服药后大便仍干燥者，加服大黄苏打片，一次 4 片，一日 4 次。

【规格】每袋装 5g。

【贮藏】密封保存。

金匮肾气丸（片）

见本病"脾肾气虚证常用中成药品种"。

右归丸

【处方】熟地黄、附子（炮附片）、肉桂、山药、山茱萸（酒炙）、菟丝子、鹿角胶、枸杞子、当归、杜仲（盐炒）。

【功能与主治】温补肾阳，填精止遗。用于肾阳不足，命门火衰，腰膝酸冷，精神不振，怯寒畏冷，阳痿遗精，大便溏薄，尿频而清。

【用法与用量】口服。大蜜丸一次 1 丸，小蜜丸一次 9g，一日 3 次。

【注意事项】

1．忌房欲、气恼。

2. 忌食生冷食物。

【规格】 大蜜丸，每丸重 9g；小蜜丸，每 10 丸重 1.8g。

【贮藏】 密封。

【药理毒理】

·**对下丘脑 – 垂体 – 靶腺轴的调节作用**　右归丸显著提高氢化可的松致肾阳虚大鼠血清中降低的睾酮水平[1]。

·**调节免疫作用**　右归丸保护氢化可的松致小鼠胸腺细胞过度凋亡，使早期和晚期凋亡的细胞所占的比率恢复到接近正常水平，这可能与调节 Bcl-2/Bax 表达有关[2]，对小鼠组织相容性复合体 II 分子下调和黏附分子转录水平下降有显著的抑制[3]。

·**右归丸对肾功能的保护作用**　右归丸可通过上调肾脏水通道蛋白 2（AQP2）的表达，纠正慢性肾衰，延缓慢性肾衰进展[4]；能降低慢性肾衰大鼠血清中尿素氮（BUN）、血肌酐（Scr）及血管紧张素 II（Ang-II）含量，改善肾脏病理，并促进损伤肾组织的修复[5-6]。

【参考文献】

[1] 刘天成. 右归丸对肾阳虚大鼠下丘脑 – 垂体 – 性腺轴影响的实验研究 [J]. 吉林中医药，2007，27（4）：56-57.

[2] 郭钰琪. 右归丸对糖皮质激素诱导的胸腺细胞凋亡的保护作用 [J]. 中国免疫学杂志，2008，24（3）：228-230.

[3] 周宪宾，王丽，郭钰琪，等. 右归丸对糖皮质激素诱导小鼠胸腺树突状细胞表型变化的作用 [J]. 中国中西医结合杂志，2008，28（5）：431-434.

[4] 于化新，王德山，单德红. 右归丸对慢性肾衰大鼠肾脏水通道蛋白 2 表达的影响 [J]. 中华中医药学刊，2009，27（11）：2445-2447.

[5] 于化新，王德山，单德红．右归丸对阳虚型慢性肾衰大鼠肾功能的保护作用 [J]．辽宁中医药大学学报，2009，11（7）：203-204.

[6] 陶汉华，吴翠珍，张诏，等．肾气丸与右归丸对肾虚大鼠肾功能损伤恢复的实验研究 [J]．辽宁中医杂志，2010（1）：167-169.

（三）肝肾阴虚证常用中成药

二至丸

【处方】女贞子（蒸）、墨旱莲。

【功能与主治】补益肝肾，滋阴止血。用于肝肾阴虚，眩晕耳鸣，咽干鼻燥，腰膝酸痛，月经量多。

【用法与用量】口服。一次 9g，一日 2 次。

【注意事项】

1．忌不易消化食物。

2．感冒发热患者不宜服用。

3．有高血压、心脏病、肝病、糖尿病、肾病等慢性病严重者应在医师指导下服用。

【规格】每丸重 9g。

【贮藏】密封。

大补阴丸

【处方】熟地黄、知母（盐炒）、黄柏（盐炒）、龟甲（醋炙）、猪脊髓。

【功能与主治】滋阴降火。用于阴虚火旺，潮热盗汗，咳嗽咯血，耳鸣遗精。

【用法与用量】 口服。水蜜丸一次 6g，一日 2 ~ 3 次；大蜜丸一次 1 丸，一日 2 次。

【禁忌】 糖尿病患者禁服。

【注意事项】

1. 忌辛辣、生冷、油腻食物。

2. 孕妇慎用。

3. 感冒病人不宜服用；虚寒性患者不适用，其表现为怕冷，手足凉，喜热饮。

4. 本品宜饭前用开水或淡盐水送服。

5. 高血压、心脏病、肝病、肾病等慢性病患者应在医师指导下服用。

【规格】 水蜜丸，每瓶装 60g；大蜜丸，每丸重 9g。

【贮藏】 密封。

【临床报道】 将 100 例 CRF 脾肾气阴两虚型患者随机分为治疗组 50 例，对照组 50 例。治疗组在常规内科治疗基础上配合大补阴丸合当归补血汤加减口服，同时服海昆肾喜胶囊；对照组在内科常规治疗基础上加服海昆肾喜胶囊。疗程 2 个月。观察指标：血肌酐，尿素氮，内生肌酐清除率（Ccr）。结果：治疗组总有效率为 84%，对照组 58%，两组比较有统计学意义（$P < 0.05$）。结论：大补阴丸合当归补血汤加减联合海昆肾喜胶囊治疗 CRF 可显著降低血肌酐、尿素氮，提高 Ccr，值得在非透析患者中应用[1]。

【参考文献】

[1] 晏石枝，常峥. 大补阴丸合当归补血汤加减联合海昆肾喜胶囊治疗慢性肾功能衰竭疗效观察 [J]. 山西医药杂志（下半月

刊），2012，（7）．

知柏地黄丸

【处方】知母、熟地黄、黄柏、山茱萸、山药、牡丹皮、茯苓、泽泻。

【功能与主治】滋阴降火。用于阴虚火旺，潮热盗汗，口干咽痛，耳鸣遗精，小便短赤。

【用法与用量】口服。规格（1）大蜜丸，一次1丸，一日2次；规格（2）、（6）浓缩丸，一次8丸，一日3次；规格（3）、（5）水蜜丸，一次6g，一日2次；规格（4）小蜜丸，一次9g，一日2次。

【注意事项】

1．忌不易消化食物。

2．感冒发热患者不宜服用。

3．有高血压、心脏病、肝病、糖尿病、肾病等慢性病严重者应在医师指导下服用。

【规格】丸剂：（1）每丸重9g，（2）每10丸重1.7g，（3）每袋装6g，（4）每袋装9g，（5）每瓶装60g，（6）每8丸相当于原生药3g。

【贮藏】密封。

肾肝宁胶囊

【处方】育成蛹粉、牛膝粉。

【功能与主治】补益肝肾，扶正固本。具有同化蛋白，促进新陈代谢和增强免疫等功能。用于肾小球肾炎、肾病综合征，甲型肝炎，肝硬化等。

【用法与用量】口服。一次 3 ~ 5 粒，一日 3 次。

【注意事项】

1．请将此药品放在儿童不能接触的地方。

2．当性状发生改变时，禁止服用。

【规格】每粒装 0.45g。

【贮藏】密封，置阴凉干燥处。

【临床报道】86 例慢性肾功能衰竭患者随机分成两组，治疗组加用肾肝宁胶囊，8 周后观察疗效并检测治疗前后患者的尿素氮及血肌酐水平，治疗组总有效率为 88.5%，明显优于对照组的 52.9%[1]。

【参考文献】

[1] 叶翠莲，邢威．肾肝宁胶囊治疗慢性肾功能衰竭患者的疗效观察 [J]．药物与临床，2010，7（10）：121-122.

（四）气阴两虚证常用中成药品种

黄芪颗粒

【处方】本品为黄芪经提取制成的颗粒。

【功能与主治】补气固表，利尿，托毒排脓，生肌。用于气短心悸，虚脱，自汗，体虚浮肿，慢性肾炎，久泻，脱肛，子宫脱垂，痈疽难溃，疮口久不愈合。

【用法与用量】开水冲服。一次 15g，一日 2 次。

【规格】每袋装 15g。

【贮藏】密封。

生脉饮（颗粒、胶囊）

【处方】红参、麦冬、五味子。

【功能与主治】益气复脉，养阴生津。用于气阴两亏，心悸气短，脉微自汗。

【用法与用量】

合剂：口服。一次10ml，一日3次。

颗粒剂：开水冲服。规格（1）一次2g，规格（2）一次10g，一日3次。

胶囊：口服。规格（1）、（2）一次3粒，一日3次。

【注意事项】

1．忌不易消化食物。

2．感冒发热患者不宜服用。

3．糖尿病患者及有高血压、心脏病、肝病、肾病等慢性病严重者应在医师指导下服用。

【规格】

合剂：每支装10ml。

颗粒剂：每袋装（1）2g，（2）10g。

胶囊：每粒装（1）0.3g，（2）0.35g。

【贮藏】密封，置阴凉处。

金水宝胶囊（片）

见"脾肾气虚证常用中成药品种"。

百令胶囊

见本病"脾肾气虚证常用中成药品种"。

生脉注射液

【处方】红参、麦冬、五味子。

【功能与主治】益气养阴，复脉固脱。用于气阴两亏，脉虚欲脱的心悸、气短、四肢厥冷、汗出、脉欲绝及心肌梗死、心源性休克、感染性休克等具有上述证候者。

【用法与用量】

肌内注射：一次 2～4ml，一日 1～2 次。

静脉滴注：一次 20～60ml，用 5% 葡萄糖注射液 250～500ml，稀释后使用，或遵医嘱。

【禁忌】

1．对本品有过敏或严重不良反应病史者禁用。

2．新生儿、婴幼儿禁用。

3．本品不宜与中药藜芦或五灵脂同时使用。

【注意事项】

1．医护人员应在用药前仔细询问患者的过敏史，对使用该药品曾发生过不良反应的患者、过敏体质的患者（包括对其他药品易产生过敏反应的患者）禁用。

2．临床使用应辨证用药，严格按照药品说明书规定的功能主治使用，禁止超功能主治用药。

3．本品应单独使用，禁忌与其他药品混合使用。谨慎联合用药，如确需联合使用其他药品时，应谨慎考虑与本品的间隔时间以及药品相互作用等问题。

4．医护人员应严格按照说明书规定用量用药，不得超剂量、高浓度应用；儿童、老人应按年龄或体质情况酌情减量；本品稀释前温度应达到室温并现配现用。

5．本品是纯中药制剂，保存不当可能影响产品质量。本品使用前必须对光检查，如发现药液出现混浊、沉淀或瓶身有漏气、裂纹等现象时不得使用。如经 5% 葡萄糖注射液稀释后，出现混浊亦不得使用。

6．严格控制滴速，一般控制在 40 ～ 50 滴 / 分，耐受者方可逐步提高滴速，不宜超过 60 滴 / 分。

7．加强用药监护。用药过程中，应密切观察用药反应，特别是开始 30 分钟。发现异常，立即停药，采用积极救治措施。

8．对老人、儿童、肝肾功能异常患者等特殊人群和初次使用本品的患者应慎重使用，加强监测。对长期使用的在每疗程间要有一定的时间间隔。

【规格】每支装（1）10ml，（2）20ml。

【贮藏】密封，避光，置阴凉处。

【临床报道】生脉注射液联合结肠透析常规治疗慢性肾功能衰竭（CRF）患者 25 例，治疗后尿素氮（BUN）、血肌酐（SCr）、血尿酸（UA）均有不同程度下降，均与对照组（结肠透析常规治疗）有显著性差异（$P < 0.05$），且治疗组 SCr 下降与对照组相比有显著性差异（$P < 0.05$）；两组临床疗效比较有显著性差异（$P < 0.05$）。结论：在常规结肠透析治疗基础上加用生脉注射液治疗 CRF 的近期疗效优于结肠透析常规治疗[1]。

【参考文献】

[1] 黄仁发，陈立平，龙若庭，等．生脉注射液联合结肠透析治疗慢性肾功能衰竭的临床观察 [J]. 湖南中医学院学报，2005，25（1）：32-33.

参麦注射液

【处方】红参、麦冬。

【功能与主治】益气固脱，养阴生津，生脉。用于治疗气阴两虚型之休克、冠心病、病毒性心肌炎、慢性肺心病、粒细胞减少症。能提高肿瘤患者的免疫机能，与化疗药物合用时，有一定的增效作用，并能减少化疗药物引起的毒副反应。

【用法与用量】

肌内注射：一次 2 ~ 4ml，一日 1 次。

静脉滴注：一次 20 ~ 100ml（用 5％ 葡萄糖注射液 250 ~ 500ml 稀释后应用）；或遵医嘱；规格（3）、（4）也可直接滴注。

【禁忌】对本品有过敏反应或严重不良反应病史者禁用。

【注意事项】

1．阴盛阳衰者不宜用。

2．该药用量过大或应用不当，可引起心动过速，晕厥等症。

3．本品不宜与其它药物在同一容器内混合使用。

4．本品是纯中药制剂，保存不当可能影响产品质量。发现药液出现混浊、沉淀、变色、漏气等现象时不能使用。（本品含有皂苷，晃动后产生泡沫为正常现象，并不影响疗效。）

5．对中药制剂过敏者慎用，对此药过敏者禁用。

【规格】（1）每支装 10ml，（2）每支装 20ml，（3）每瓶装

50ml，（4）每瓶装 100ml。

【贮藏】密封，遮光。

肾康注射液

【处方】大黄、黄芪、丹参、红花。

【功能与主治】降逆泄浊，益气活血，通腑利湿。适用于慢性肾功能衰竭属湿浊血瘀证者，症见恶心呕吐、口中黏腻、面色晦暗、身重困倦、腰痛、纳呆、腹胀、肌肤甲错、肢体麻木、舌质紫暗或有瘀点、舌苔厚腻、脉涩或细涩。

【用法与用量】静脉滴注。一次 100ml（5 支），一日 1 次，使用时用 10% 葡萄糖液 300ml 稀释。每分钟 20—30 滴。疗程 4 周。

【禁忌】

1．急性心功能衰竭者慎用。

2．高血钾危象者慎用。

【注意事项】

1．产品沉淀或浑浊时不得使用。

2．本品不宜与其它药物在同一容器混合后使用。

3．饮食方面宜低蛋白、低磷、高热量饮食。

【规格】每支装 20ml。

【贮藏】密闭、遮光、置阴凉处。

【临床报道】治疗组 40 例在慢性肾功能衰竭常规治疗方法基础上给予静脉点滴肾康注射液，对照组 40 例采用慢性肾功能衰竭常规非透析方法治疗，均治疗 4 周，治疗组患者症状改善，血尿素氮、肌酐明显降低，与对照组比较有显著性差异[1]。老年 CKD3 ～ 5 期应用肾康注射液治疗可以显著降低血肌酐水平，且安全性较好[2]。霍延红[3]等研究分析了 CKD4 期患者临床资料，提示肾康注射液可以明显改善肾脏局部血液循环，抑制肾小球硬化及肾小管纤维化，从而改善临床症状，降低肌酐和尿素氮，进而有效延缓 CKD4 期患者进入血液透析或腹膜透析的时间。

【参考文献】

[1] 刘斌，傅滟茹.肾康注射液治疗慢性肾功能衰竭的临床观察 [J].中国医药指南，2012，10（18）：285-286.

[2] 杨光，程庆砾，刘胜，等.肾康注射液治疗老年慢性肾脏病的疗效及安全性分析 [J].中华保健医学杂志，2010，12（2）：97-99.

[3] 霍延红，王亚平，张文博，等.肾康注射液治疗慢性肾脏病 4 期的临床研究 [J].中国医药导刊，2012，14（7）：1191-1193.

（五）阴阳两虚证常用中成药品种

肾康宁片（胶囊、颗粒）

见本病"脾肾阳虚证常用中成药品种"。

尿毒清颗粒

见本病"脾肾阳虚证常用中成药品种"。

金匮肾气丸（片）

见本病"脾肾气虚证常用中成药品种"。

（六）水湿内停证常用中成药品种

济生肾气丸

【处方】熟地黄、山茱萸（制）、牡丹皮、山药、茯苓、泽泻、肉桂、附子（制）、牛膝、车前子。

【功能与主治】温肾化气，利水消肿。用于肾阳不足，水湿内停所致的肾虚水肿，腰膝酸重，小便不利，痰饮咳喘。

【用法与用量】口服。规格（1）大蜜丸，一次1丸；规格（2）水蜜丸，一次6g，一日2～3次。

【禁忌】

1. 孕妇禁用。

2. 对本品及其成分过敏者禁用。

【注意事项】

1. 忌房欲、气恼。

2. 忌食生冷食物。

【规格】（1）每丸重9g，（2）每袋装6g。

【贮藏】密封。

尿毒灵灌肠液

【处方】

甲组：大黄、连翘、龙骨（锻）、蒺藜、牡蛎（煅）、丹参、桂枝、地榆、槐米、钩藤、青黛、栀子、黄柏、土茯苓、金银花。

乙组：生晒参、麦冬、枸杞、白茅根、红花。

【功能与主治】通腑泄浊，利尿消肿。用于全身浮肿，恶心呕吐，大便不通，无尿少尿，头痛烦躁，舌黄，苔腻，脉实有力，以及各种原因引起的肾功能衰竭，氮质血症及肾性高血压。

【用法与用量】 将甲、乙组（甲组 10g、乙组 100ml）混合，摇匀，一次灌肠，一日 1～2 次。

【注意事项】 患者有直肠疾病或腹泻每日 3 次以上者慎用。

【规格】 甲组每瓶装 20g，乙组每瓶装 200ml。

【贮藏】 密封，置阴凉干燥处。

五苓散（胶囊、片）

【处方】 茯苓、泽泻、猪苓、肉桂、炒白术。

【功能与主治】 温阳化气，利湿行水。用于阳不化气，水湿内停所致的水肿，症见小便不利、水肿腹胀、呕逆泄泻、渴不思饮。

【用法与用量】

散剂：口服。规格（1）、（2）一次 6～9g，一日 2 次。

胶囊：口服。一次 3 粒，一日 2 次。

片剂：口服。一次 4～5 片，一日 3 次。

【注意事项】

1．湿热下注，气滞水停，风水泛溢所致水肿，主要表现为尿急尿痛尿频，口渴不思饮，小腹胀满，下肢浮肿按之凹陷，或因外感引发，怕冷发热者不宜服用。

2．孕妇慎用。

3．服药期间，不宜进食辛辣、油腻和煎炸类食物，以免助湿生热。

4．不宜与肾炎解热片、复方石韦片等同用。

【规格】

散剂：每袋装（1）6g，（2）9g。

胶囊：每粒装 0.45g。

片剂：每片重 0.35g。

【贮藏】密闭，防潮。

金匮肾气丸（片）

见本病"脾肾气虚证常用中成药品种"。

强肾片

【处方】鹿茸、山药、山茱萸、熟地黄、枸杞子、丹参、补骨脂、牡丹皮、桑椹子、益母草、茯苓、泽泻、杜仲（炙）、人参茎叶总皂甙。

【功能与主治】补肾填精，益气壮阳。用于阴阳两虚所致的肾虚水肿、腰痛、遗精、阳痿、早泄、夜尿频数，慢性肾炎和久治不愈的肾盂肾炎见上述证候者。

【用法与用量】口服。一次 4～6 片，一日 3 次。

【注意事项】孕妇慎用。

【规格】每片重 0.31g。

【贮藏】密封。

肾康宁片（胶囊、颗粒）

见本病"脾肾气虚证常用中成药品种"。

（七）湿浊困阻证常用中成药品种

肾衰宁胶囊（颗粒、片）

【处方】 太子参、黄连、半夏（制）、陈皮、茯苓、大黄、丹参、牛膝、红花、甘草。

【功能与主治】 益气健脾，活血化瘀，通腑泄浊。用于脾胃气虚，浊瘀内阻，升降失调所引起的面色萎黄，腰痛倦怠，恶心呕吐，食欲不振，小便不利，大便黏滞；慢性肾功能不全见上述证候者。

【用法与用量】

胶囊：口服。一次 4～6 粒，一日 3～4 次，45 天为一疗程，小儿酌减。

颗粒剂：开水冲服。一次 1 袋，一日 3～4 次，45 天为一疗程，小儿酌减。

片剂：口服。一次 4～6 片，一日 3～4 次，45 天为一疗程，小儿酌减。

【禁忌】 有出血症状者，禁止使用。

【注意事项】

1. 服药期间，慎用植物蛋白类食物，如豆类等相关食品。

2. 服药后大便每日 2～3 次为宜，超过 4 次者需减量服用。

【规格】

胶囊：每粒装 0.35g。

颗粒剂：每袋装 5g。

片剂：每片重 430mg。

【贮藏】 密封，防潮。

四妙丸

【处方】苍术、黄柏（盐炒）、牛膝、薏苡仁。

【功能与主治】清热利湿。用于湿热下注所致的痹病，症见足膝红肿，筋骨疼痛。

【用法与用量】口服。一次 6g，一日 2 次。

【禁忌】虚寒痿证、带下、风寒湿痹等忌用。

【注意事项】孕妇慎用。

【规格】每 15 粒重 1g。

【贮藏】密封，防潮。

黄连胶囊

【处方】黄连。

【功能与主治】清热燥湿，泻火解毒。用于湿热蕴毒所致的痢疾、黄疸，症见发热、黄疸、吐泻、纳呆、尿黄如茶、目赤吞酸、牙龈肿痛或大便脓血。

【用法与用量】口服。一次 2 ~ 6 粒，一日 3 次。

【注意事项】

1．脾胃虚寒者慎用。

2．忌辛辣、油腻、黏滑及不易消化食品。

【规格】每粒装 0.25g。

【贮藏】密封。

甘露消毒丸

【处方】滑石、茵陈、黄芩、石菖蒲、白豆蔻、川贝、木通、藿香、射干、连翘、薄荷。

【功能与主治】 芳香化湿，清热解毒。用于暑湿蕴结，身热肢痠，胸闷腹胀，尿赤黄疸。

【用法与用量】 口服。一次 6 ~ 9g，一日 2 次。

【注意事项】 服药期间忌食辛辣油腻食物。

【规格】 每 55 丸重约 3g。

【贮藏】 密封。

（八）瘀血内阻证常用中成药品种

大黄䗪虫丸

【处方】 熟大黄、土鳖虫、水蛭、虻虫、蛴螬、干漆、桃仁、苦杏仁、黄芩、地黄、白芍、甘草。

【功能与主治】 活血破瘀，通经消癥。用于瘀血内停所致的癥瘕、闭经，症见腹部肿块、肌肤甲错、面色黯黑、潮热羸瘦、经闭不行。

【用法与用量】 口服。水蜜丸一次 3g，小蜜丸一次 3 ~ 6 丸，大蜜丸一次 1 ~ 2 丸，一日 1 ~ 2 次。

【禁忌】 孕妇禁用。

【注意事项】 皮肤过敏者停服。

【规格】 水蜜丸，每瓶装 60g；大蜜丸，每丸重 3g。

【贮藏】 密封。

尿毒清颗粒

见本病"脾肾阳虚证常用中成药品种"。

肾衰宁胶囊

见本病"湿浊困阻证常用中成药品种"。

血府逐瘀丸（口服液、胶囊）

【处方】柴胡、当归、地黄、赤芍、红花、桃仁、枳壳（麸炒）、甘草、川芎、牛膝、桔梗。

【功能与主治】活血祛瘀，行气止痛。用于气滞血瘀所致的胸痹、头痛日久、痛如针刺而有定处、内热烦闷、心悸失眠、急躁易怒。

【用法与用量】

丸剂：空腹，用红糖水送服。规格（1）大蜜丸，一次1~2丸；规格（2）水蜜丸，一次6~12g；规格（3）水丸，一次1~2袋；规格（4）小蜜丸，一次9~18g（45~90丸），一日2次。

合剂：口服。一次10ml，一日3次，或遵医嘱。

胶囊：口服。一次6粒，一日2次，1个月为一疗程。

【禁忌】孕妇忌服。

【注意事项】服药期间忌辛辣、生冷食物。

【规格】

丸剂：（1）每丸重9g，（2）每60粒重6g，（3）每67丸约重1g，（4）每100丸重20g。

合剂：每支装10ml。

胶囊：每粒装0.4g。

【贮藏】密封。

【临床报道】血府逐瘀汤加爱西特片治疗慢性肾功能衰竭患者40例，总有效率为92.15%，优于对照组（仅用爱西特片，有效率71.14%）。Scr的下降、Ccr的上升，治疗组优于对照组（$P < 0.05$），证明中药复方血府逐瘀汤能有效地降低Scr，提高Ccr，延缓肾功能恶化[1]。

【参考文献】

[1] 何隆，牟虹，石庆虹.血府逐瘀汤治疗慢性肾功能衰竭的临床观察 [J].四川中医，2006，24（5）：41-42.

附二

治疗慢性肾功能衰竭的常用中成药简表

证型	药物名称	功能	主治病证	用法用量	备注
脾肾气虚证	人参健脾丸	健脾益气，和胃止泻。	用于脾胃虚弱所致的饮食不化，脘闷嘈杂，恶心呕吐，腹痛便溏，不思饮食，体弱倦怠。	口服。水蜜丸一次8g，大蜜丸一次2丸，一日2次。	药典，医保
	四君子丸	益气健脾。	用于脾胃气虚，胃纳不佳，食少便溏。	口服。一次3～6g，一日3次。	药典，医保
	金水宝胶囊（片）	补益肺肾，秘精益气。	用于肺肾两虚，精气不足，久咳虚喘，神疲乏力，不寐健忘，腰膝酸软，月经不调，阳痿早泄；慢性支气管炎、慢性肾功能不全、高脂血症、肝硬化见上述证候者。	胶囊：口服。一次3粒，一日3次；用于慢性肾功能不全者，一次6粒，一日3次。片剂：口服。一次2片，一日3次；用于慢性肾功能不全者，一次4片，一日3次；或遵医嘱。	胶囊：药典，医保片剂：药典，医保

续表

证型	药物名称	功能	主治病证	用法用量	备注
脾肾气虚证	百令胶囊	补肺肾,益精气	用于肺肾两虚引起的咳嗽、气喘、咯血、腰背酸痛;慢性支气管炎的辅助治疗。	口服。规格(1)一次5～15粒,规格(2)一次2～6粒,一日3次。	药典,医保
	金匮肾气丸(片)	温补肾阳,化气行水。	用于肾虚水肿,腰膝酸软,小便不利,畏寒肢冷。	丸剂:口服。规格(1)大蜜丸,一次1丸;规格(2)水蜜丸,一次4～5g(20～25粒),一日2次。片剂:口服。一次4片,一日2次。	基药,医保
	五子衍宗丸	补肾益精。	用于肾虚精亏所致的阳痿不育、遗精早泄、腰痛、尿后余沥。	口服。水蜜丸一次6g,小蜜丸一次9g,大蜜丸一次1丸,一日2次。	药典
	肾康宁片(胶囊、颗粒)	补脾温肾,渗湿活血。	用于脾肾阳虚、血瘀湿阻所致的水肿。症见浮肿、乏力、腰膝冷痛;慢性肾炎见上述证候者。	片剂:口服,一次5片,一日3次。胶囊:口服,一次1粒,一日3次。颗粒剂:一次1袋,一天3次。	片剂:药典,医保 胶囊:医保 颗粒剂:医保
脾肾阳虚证	肾康宁片(胶囊、颗粒)	同上	同上	同上	同上
	尿毒清颗粒	通腑降浊,健脾利湿,活血化瘀。	用于慢性肾功能衰竭,氮质血症期和尿毒症早期、中医辨证属脾虚湿浊证和脾虚血瘀证者。本品可降低血肌酐、尿素氮、稳定肾功能,延缓透析时间,对改善肾性贫血,提高血钙、降低血磷也有一定作用。	温开水冲服。一日4次,6、12、18时各服1袋,22时服2袋,一日最大量8袋,也可另订服药时间,但两次服药间隔勿超过8小时。	基药,医保

续表

证型	药物名称	功 能	主治病证	用法用量	备注
脾肾阳虚证	金匮肾气丸（片）	见222页	同前	同前	同前
	右归丸	温补肾阳，填精止遗。	用于肾阳不足，命门火衰，腰膝酸冷，精神不振，怯寒畏冷，阳痿遗精，大便溏薄，尿频而清。	口服。大蜜丸一次 1 丸，小蜜丸一次9g，一日 3 次。	药典，医保
肝肾阴虚证	二至丸	补益肝肾，滋阴止血。	用于肝肾阴虚，眩晕耳鸣，咽干鼻燥，腰膝酸痛，月经量多。	口服。一次 9g，一日 2 次。	药典，医保
	大补阴丸	滋阴降火。	用于阴虚火旺，潮热盗汗，咳嗽咯血，耳鸣遗精。	口服。水蜜丸一次 6g，一日 2～3 次；大蜜丸一次 1 丸，一日 2 次。	药典，医保
	知柏地黄丸	滋阴降火。	用于阴虚火旺，潮热盗汗，口干咽痛，耳鸣遗精，小便短赤。	口服。规格（1）大蜜丸，一次 1 丸，一日 2 次；规格（2）、（6）浓缩丸，一次 8 丸，一日 3 次；规格（3）、（5）水蜜丸，一次 6g，一日 2 次；规格（4）小蜜丸，一次 9g，一日 2 次。	药典，基药，医保
	肾肝宁胶囊	补益肝肾，扶正固本。	具有同化蛋白，促进新陈代谢和增强免疫等功能。用于肾小球肾炎、肾病综合征，甲型肝炎、肝硬化等。	口服。一次 3～5 粒，一日 3 次。	

续表

证型	药物名称	功能	主治病证	用法用量	备注
气阴两虚证	黄芪颗粒	补气固表,利尿,托毒排脓,生肌。	用于气短心悸,虚脱,自汗,体虚浮肿,慢性肾炎,久泻,脱肛,子宫脱垂,痈疽难溃,疮口久不愈合。	开水冲服。一次15g,一日2次。	医保
	生脉饮(颗粒、胶囊)	益气复脉,养阴生津。	用于气阴两亏,心悸气短,脉微自汗。	合剂:口服。一次10ml,一日3次。颗粒剂:开水冲服。规格(1)一次2g,规格(2)一次10g,一日3次。胶囊:口服。规格(1)、(2)一次3粒,一日3次。	合剂:药典,基药,医保 颗粒剂:基药,医保 胶囊:药典,基药,医保
	金水宝胶囊(片)	见222页	同前	同前	同前
	百令胶囊	见223页	同前	同前	同前
气阴两虚证	生脉注射液	益气养阴,复脉固脱。	用于气阴两亏,脉虚欲脱的心悸、气短、四肢厥冷、汗出、脉欲绝及心肌梗死、心源性休克、感染性休克等具有上述证候者。	肌内注射:一次2~4ml,一日1~2次。静脉滴注:一次20~60ml,用5%葡萄糖注射液250~500ml稀释后使用,或遵医嘱。	基药,医保
	参麦注射液	益气固脱,养阴生津,生脉。	用于治疗气阴两虚型之休克、冠心病、病毒性心肌炎、慢性肺心病、粒细胞减少症。能提高肿瘤患者的免疫机能,与化疗药物合用时,有一定的增效作用,并能减少化疗药物引起的毒副反应。	肌内注射:一次2~4ml,一日1次。静脉滴注:一次20~100ml(用5%葡萄糖注射液250~500ml稀释后应用);或遵医嘱;规格(3)、(4)也可直接滴注。	基药,医保

证型	药物名称	功能	主治病证	用法用量	备注
气阴两虚证	肾康注射液	降逆泄浊，益气活血，通腑利湿。	适用于慢性肾功能衰竭属湿浊血瘀证者，症见恶心呕吐、口中黏腻、面色晦暗、身重困倦、腰痛、纳呆、腹胀、肌肤甲错、肢体麻木，舌质紫黯或有瘀点，舌苔厚腻，脉涩或细涩。	静脉滴注。一次100ml（5支），一日1次，使用时用10%葡萄糖液300ml稀释。每分钟20～30滴。疗程4周。	医保
阴阳两虚证	肾康宁片（胶囊、颗粒）	见223页	同前	同前	同前
	尿毒清颗粒	见223页	同前	同前	同前
	金匮肾气丸（片）	见223页	同前	同前	同前
水湿内停证	济生肾气丸	温肾化气，利水消肿。	用于肾阳不足，水湿内停所致的肾虚水肿，腰膝痠重，小便不利，痰饮咳喘。	口服。规格（1）大蜜丸，一次1丸；规格（2）水蜜丸，一次6g，一日2～3次。	药典，基药，医保
	尿毒灵灌肠液	通腑泄浊，利尿消肿。	用于全身浮肿，恶心呕吐，大便不通，无尿少尿，头痛烦躁，舌黄，苔腻，脉实有力，以及各种原因引起的肾功能衰竭，氮质血症及肾性高血压。	将甲、乙组（甲组10g，乙组100ml）混合，摇匀，一次灌肠，一日1～2次。	

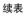

续表

证型	药物名称	功能	主治病证	用法用量	备注
水湿内停证	五苓散（片、胶囊）	温阳化气，利湿行水。	用于阳不化气，水湿内停所致的水肿，症见小便不利、水肿腹胀、呕逆泄泻、渴不思饮。	散剂：口服。规格（1）、（2）一次6～9g，一日2次。胶囊：口服。一次3粒，一日2次。片剂：口服。一次4～5片，一日3次。	散剂：药典，基药，医保 胶囊：基药，医保 片剂：基药，医保
	金匮肾气丸（片）	见223页	同前	同前	同前
	强肾片	补肾填精，益气壮阳。	用于阴阳两虚所致的肾虚水肿、腰痛、遗精、阳痿、早泄、夜尿频数，慢性肾炎和久治不愈的肾盂肾炎见上述证候者。	口服。一次4～6片，一日3次。	药典，医保
	肾康宁片（胶囊、颗粒）	见223页	同前	同前	同前
湿浊困阻证	肾衰宁胶囊（颗粒、片）	益气健脾，活血化瘀，通腑泄浊。	用于脾胃气虚，浊瘀内阻，升降失调所引起的面色萎黄，腰痛倦怠，恶心呕吐，食欲不振，小便不利，大便黏滞；慢性肾功能不全见上述证候者。	胶囊：口服。一次4～6粒，一日3～4次，45天为一疗程，小儿酌减。颗粒剂：开水冲服。一次1袋，一日3～4次，45天为一疗程，小儿酌减。片剂：口服。一次4～6片，一日3～4次，45天为一疗程，小儿酌减。	胶囊：药典，医保 颗粒剂：医保 片剂：医保
	四妙丸	清热利湿。	用于湿热下注所致的痹病，症见足膝红肿，筋骨疼痛。	口服。一次6g，一日2次。	药典，医保

证型	药物名称	功能	主治病证	用法用量	备注
湿浊困阻证	黄连胶囊	清热燥湿，泻火解毒。	用于湿热蕴毒所致的痢疾、黄疸，症见发热、黄疸、吐泻、纳呆、尿黄如茶、目赤吞酸、牙龈肿痛或大便脓血	口服。一次 2～6 粒，一日 3 次。	药典
	甘露消毒丸	芳香化湿，清热解毒。	用于暑湿蕴结，身热肢酸、胸闷腹胀，尿赤黄疸。	口服。一次 6～9g，一日 2 次。	药典，医保
瘀血内阻证	大黄䗪虫丸	活血破瘀，通经消癥。	用于瘀血内停所致的癥瘕、闭经，症见腹部肿块、肌肤甲错、面色黯黑、潮热羸瘦、经闭不行。	口服。水蜜丸一次 3g，小蜜丸一次 3～6 丸，大蜜丸一次 1～2 丸，一日 1～2 次。	药典，医保
	尿毒清颗粒	见 223 页	同前	同前	同前
	肾衰宁胶囊（颗粒、片）	见 227 页	同前	同前	同前
瘀血内阻证	血府逐瘀丸（口服液、胶囊）	活血祛瘀，行气止痛。	用于气滞血瘀所致的胸痹、头痛日久、痛如针刺而有定处、内热烦闷、心悸失眠、急躁易怒。	丸剂：空腹，用红糖水送服。规格（1）大蜜丸，一次 1～2 丸；规格（2）水蜜丸，一次 6～12g，；规格（3）水丸，一次 1～2 袋，；规格（4）小蜜丸，一次 9～18g（45～90 丸），一日 2 次。合剂：口服。一次 10ml，一日 3 次，或遵医嘱。胶囊：口服。一次 6 粒，一日 2 次，一个月为一疗程。	丸剂：基药，医保 胶囊：药典，基药，医保 口服液：基药

图书在版编目（CIP）数据

常见病中成药临床合理使用丛书. 肾病与泌尿科分册 / 张伯礼，高学敏主编；邱模炎分册主编. —北京：华夏出版社，2015.1
ISBN 978-7-5080-8354-4

Ⅰ.①常… Ⅱ.①张… ②高… ③邱… Ⅲ.①肾疾病－常见病－中成药－用药法 ②泌尿系统疾病－常见病－中成药－用药法 Ⅳ.①R286

中国版本图书馆 CIP 数据核字(2014)第 304441 号

肾病与泌尿科分册

主　　编	邱模炎	
责任编辑	梁学超	
出版发行	华夏出版社	
经　　销	新华书店	
印　　刷	三河市少明印务有限公司	
装　　订	三河市少明印务有限公司	
版　　次	2015 年 1 月北京第 1 版	
	2015 年 4 月北京第 1 次印刷	
开　　本	880×1230　1/32 开	
印　　张	7.5	
字　　数	168 千字	
定　　价	30.00 元	

华夏出版社　地址：北京市东直门外香河园北里 4 号　　邮编：100028
网址：www.hxph.com.cn　　电话：（010）64663331（转）
若发现本版图书有印装质量问题，请与我社营销中心联系调换。